いじめられない仲間はずれにされない子に育てる

真っ先に読む

アスペルガー症候群の本

司馬理英子著

主婦の友社

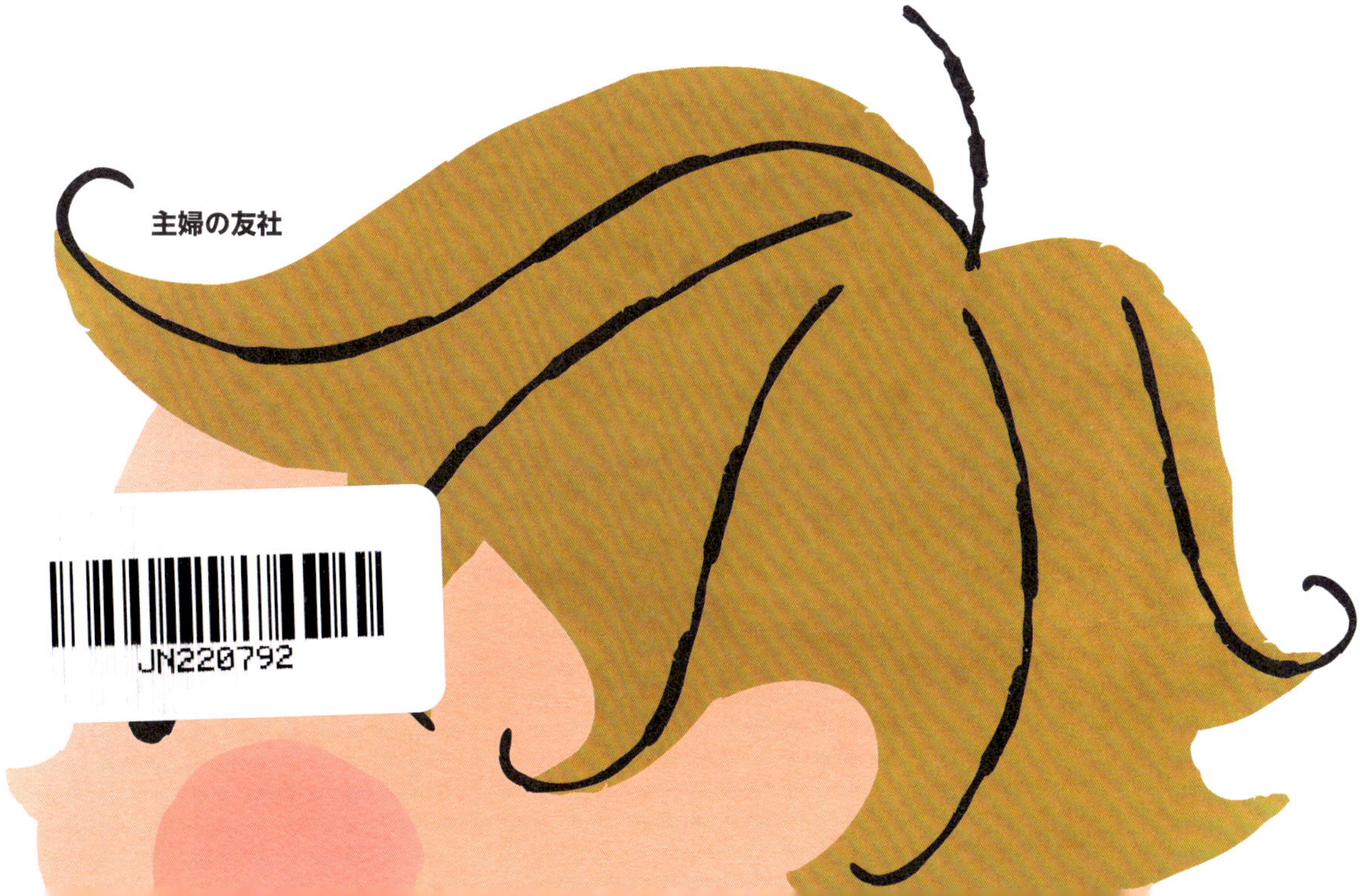

アスペルガー症候群　小学校2年生のミカちゃんの場合

勉強はできるけれど、まわりとの協調性がなく、女の子の世界で孤立してしまう

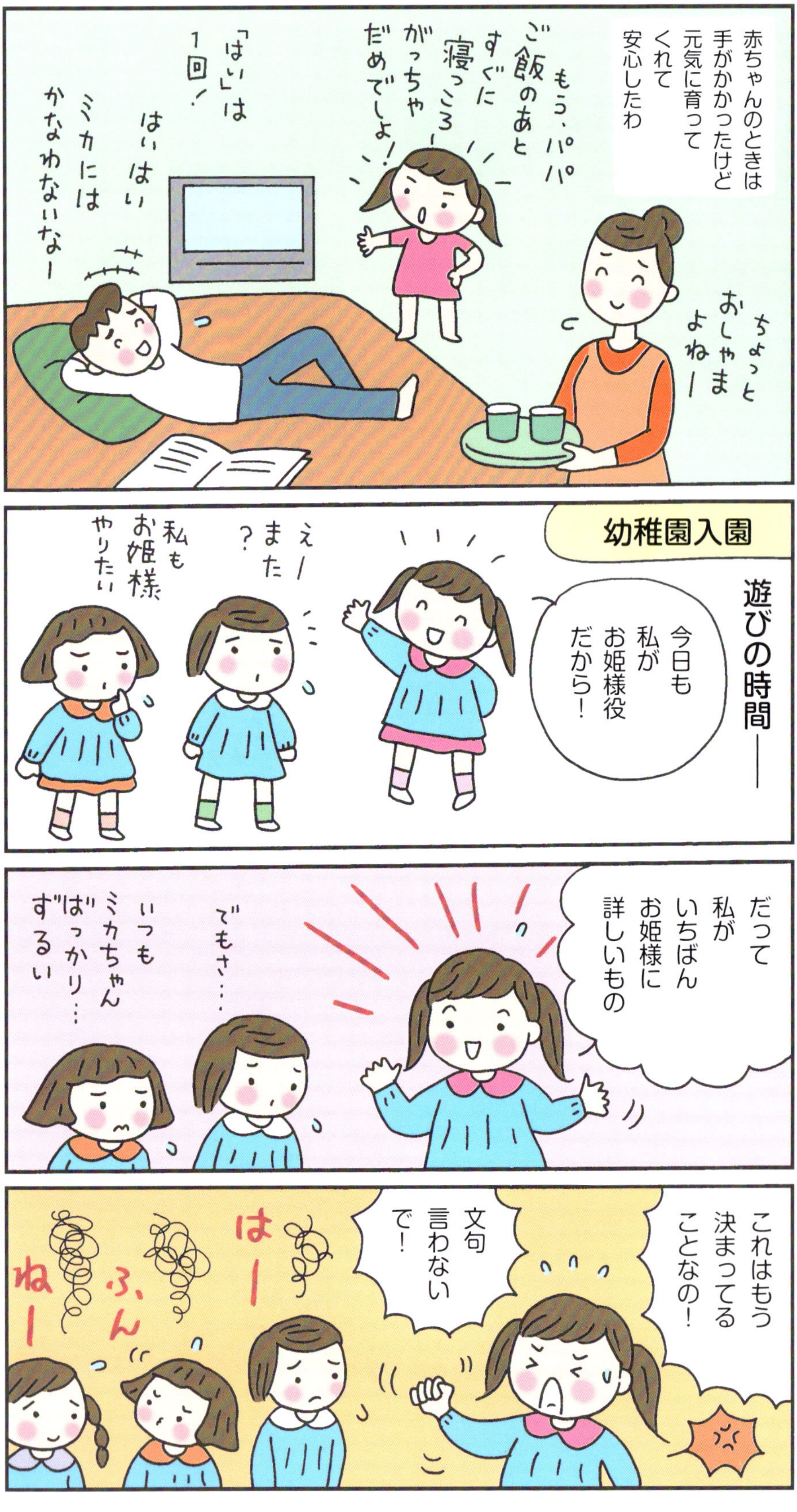

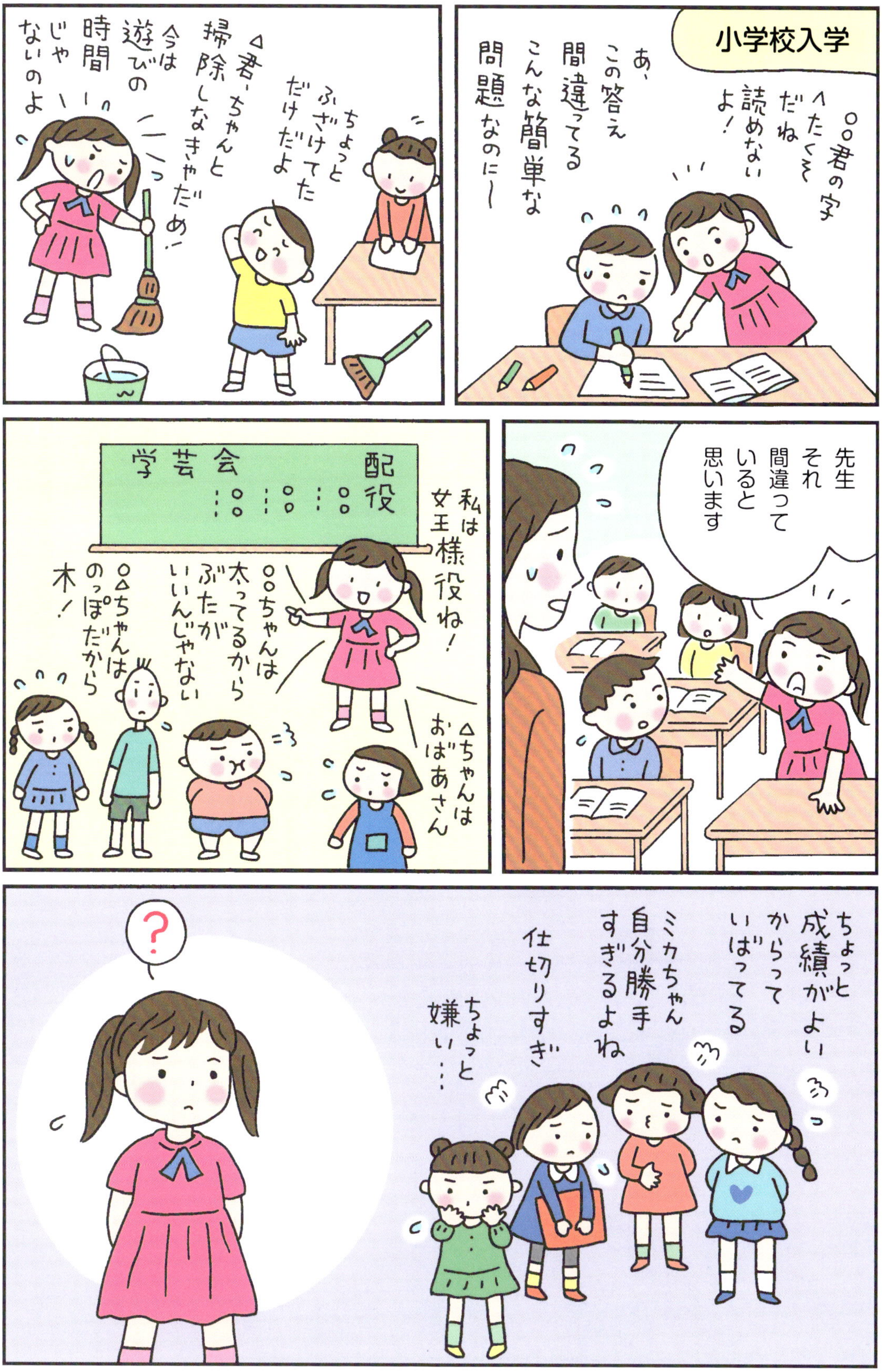

小学校入学
○○君の字へたくそだね 読めないよ!
あ、この答え間違ってる こんな簡単な問題なのに〜
ちょっとふざけてただけだよ
△君、ちゃんと掃除しなきゃだめ! 今は遊びの時間じゃないのよ
先生 それ間違っていると思います
学芸会 配役
私は女王様役ね!
○○ちゃんは太ってるからぶたがいいんじゃない
△ちゃんはのっぽだから木!
△ちゃんはおばあさん
?
ちょっと成績がよいからっていばってる
ミカちゃん自分勝手すぎるよね
仕切りすぎ
ちょっと嫌い…

アスペルガー症候群　幼稚園のユウくんの場合

みんなと一緒の活動が苦手

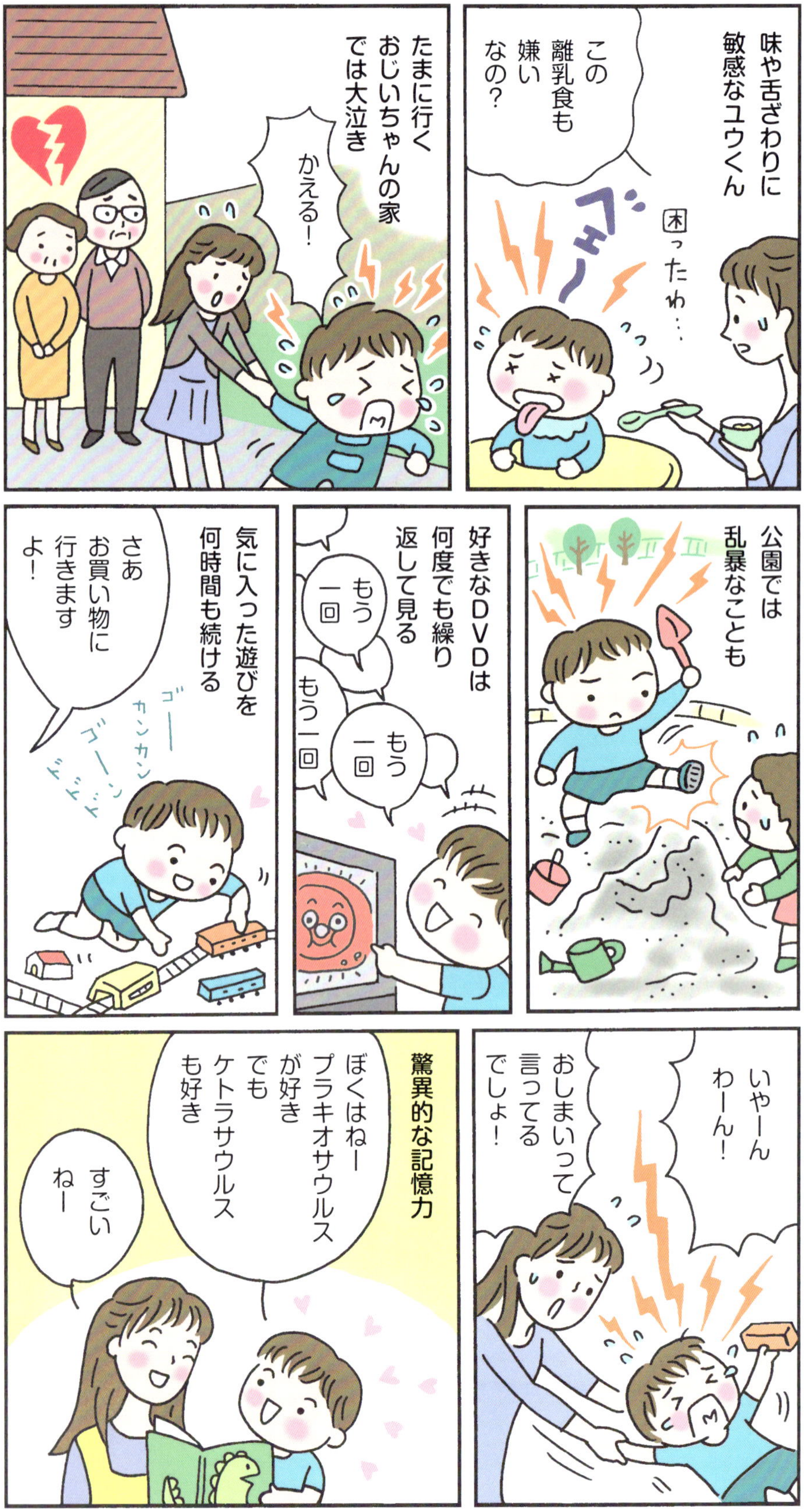

味や舌ざわりに敏感なユウくん
この離乳食も嫌いなの?
困ったわ…
たまに行くおじいちゃんの家では大泣き
かえる!
公園では乱暴なことも
好きなDVDは何度でも繰り返して見る
もう一回
もう一回
もう一回
気に入った遊びを何時間も続ける
さあお買い物に行きますよ!
いやーん わーん!
おしまいって言ってるでしょ!
驚異的な記憶力
ぼくはねープラキオサウルスが好き でもケトラサウルスも好き
すごいねー

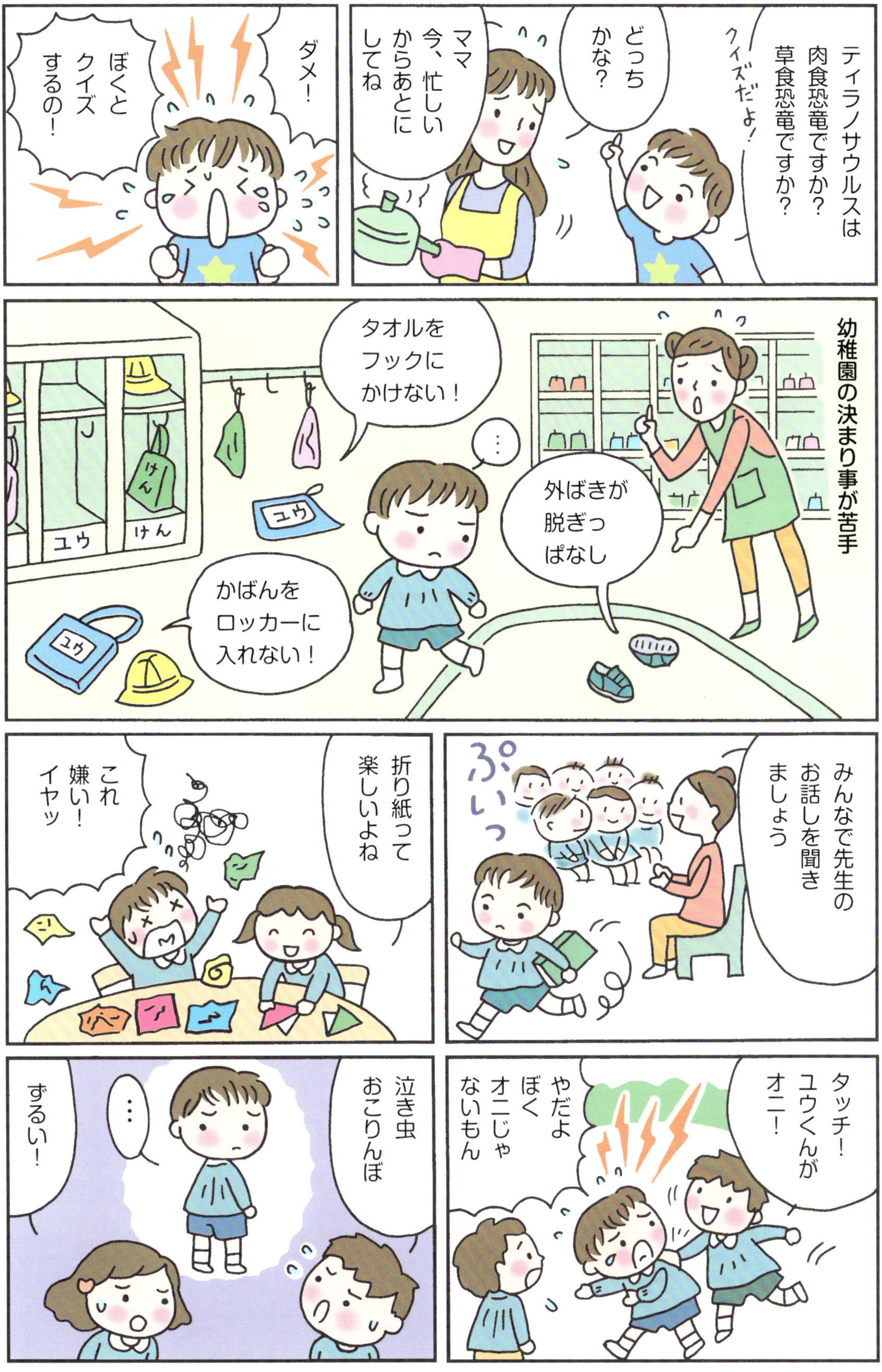
ティラノサウルスは肉食恐竜ですか? 草食恐竜ですか?
クイズだよ!
どっちかな?
ママ今、忙しいからあとにしてね
ダメ!
ぼくとクイズするの!
幼稚園の決まり事が苦手
外ばきが脱ぎっぱなし
タオルをフックにかけない!
…
ユウ
けん
ユウ
けん
ユウ
かばんをロッカーに入れない!
ユウ
みんなで先生のお話しを聞きましょう
ぷいっ
折り紙って楽しいよね
これ嫌い! イヤッ
タッチ! ユウくんがオニ!
やだよ ぼく オニじゃないもん
泣き虫 おこりんぼ
…
ずるい!

アスペルガー症候群　4歳のアヤちゃんの場合

一見、問題なくやれているが、自分の気持ちを表現できない

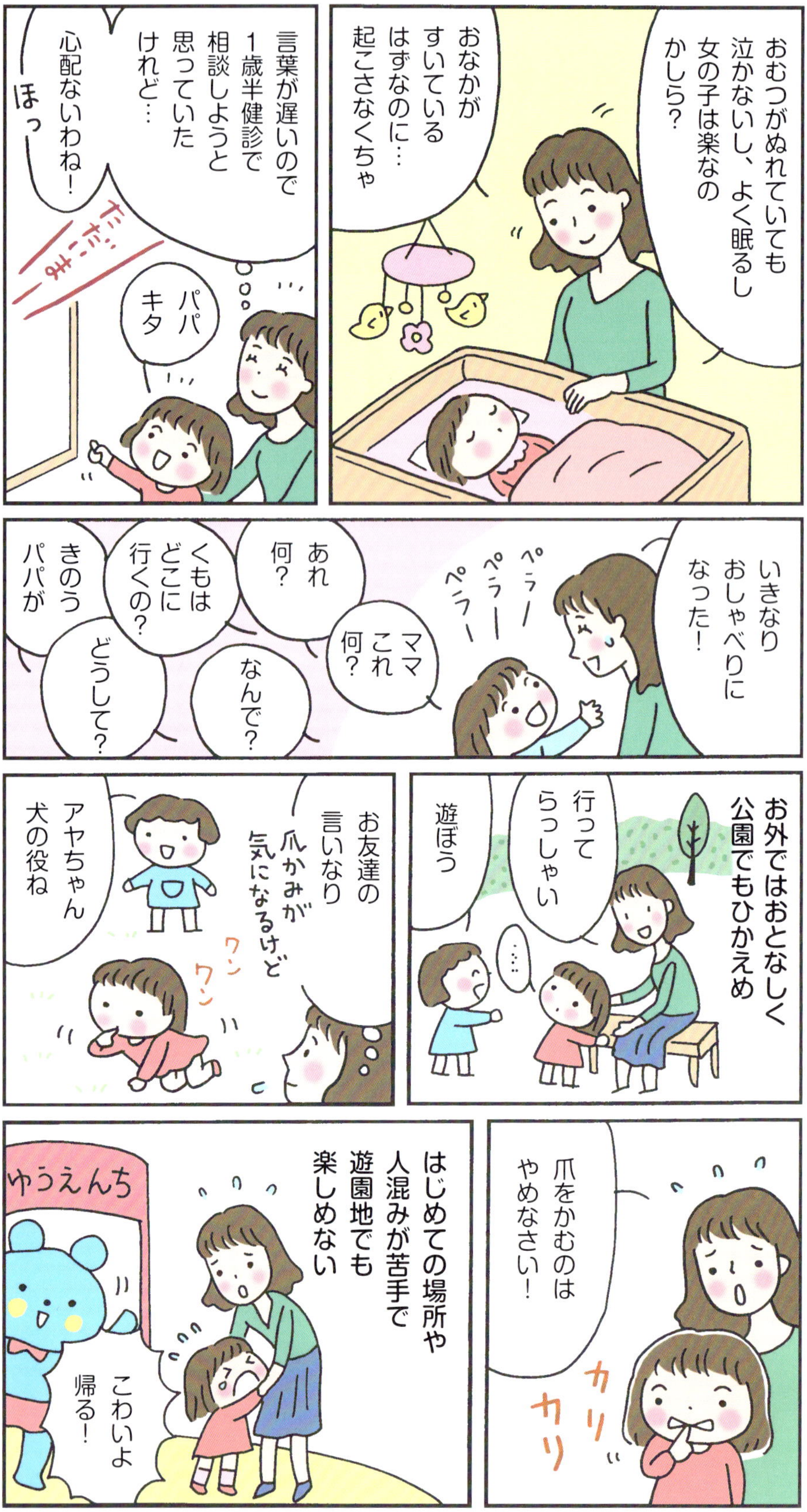

おむつがぬれていても泣かないし、よく眠るし女の子は楽なのかしら?
おなかがすいているはずなのに…起こさなくちゃ
言葉が遅いので1歳半健診で相談しようと思っていたけれど…
ただいま
パパキタ
心配ないわね! ほっ
いきなりおしゃべりになった!
ペラーペラーペラー
ママこれ何?
あれ何?
なんで?
くもはどこに行くの?
どうして?
きのうパパが
お外ではおとなしく公園でもひかえめ
行ってらっしゃい
遊ぼう
……
お友達の言いなり
爪かみが気になるけど
ワンワン
アヤちゃん犬の役ね
爪をかむのはやめなさい!
カリカリ
はじめての場所や人混みが苦手で遊園地でも楽しめない
ゆうえんち
こわいよ帰る!

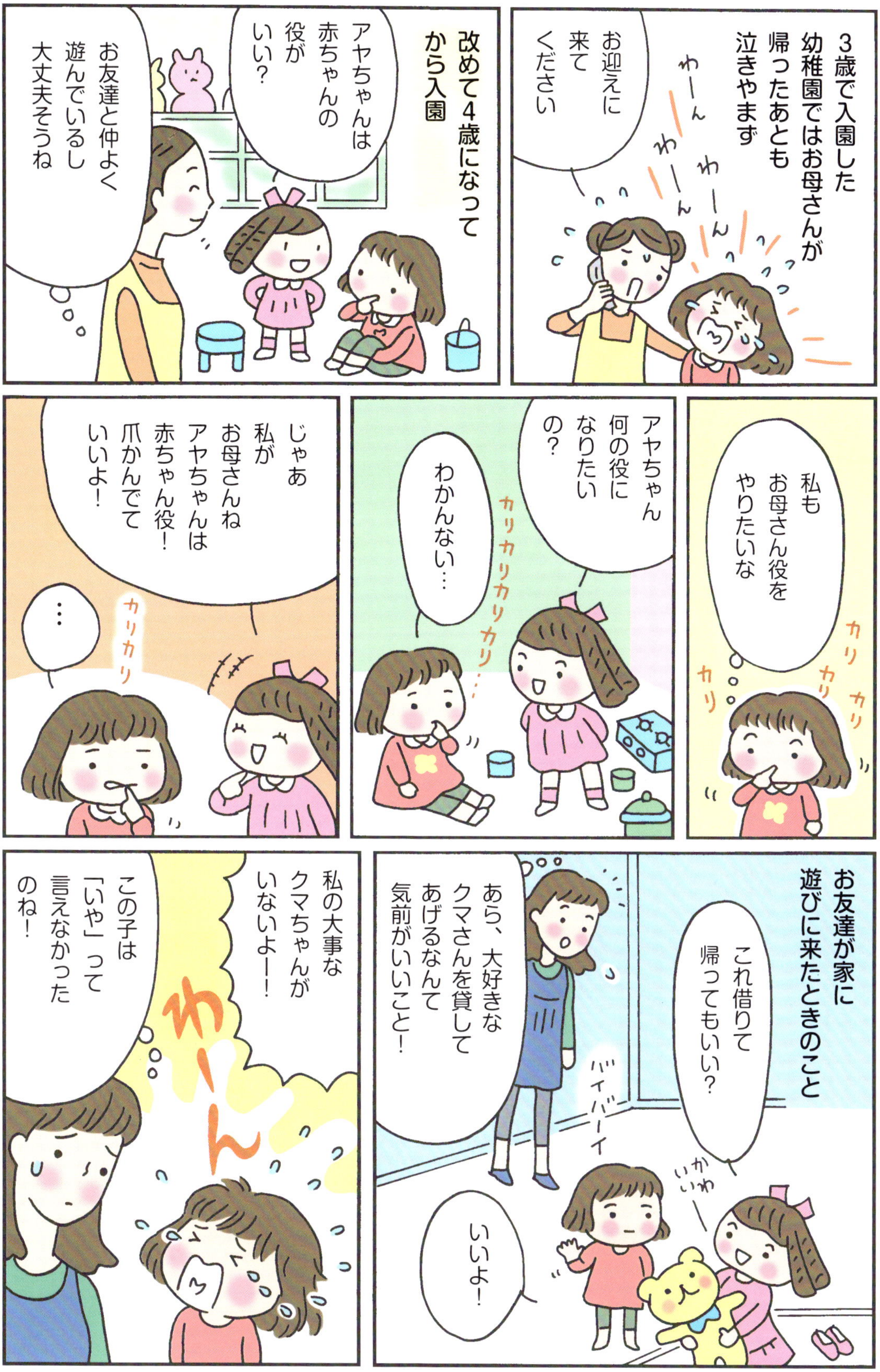
3歳で入園した幼稚園ではお母さんが帰ったあとも泣きやまず
わーん
わーん
わーん
お迎えに来てください
改めて4歳になってから入園
アヤちゃんは赤ちゃんの役がいい?
お友達と仲よく遊んでいるし大丈夫そうね
私もお母さん役をやりたいな
カリ
カリ
カリ
カリ
アヤちゃん何の役になりたいの?
わかんない…
カリカリカリカリ…
じゃあ私がお母さんねアヤちゃんは赤ちゃん役!爪かんでていいよ!
…
カリカリ
お友達が家に遊びに来たときのこと
これ借りて帰ってもいい?
いいよ!
バイバーイ
あら、大好きなクマさんを貸してあげるなんて気前がいいこと!
私の大事なクマちゃんがいないよー!
わーん
この子は「いや」って言えなかったのね!

アスペルガー症候群　小学校2年生のリョウくんの場合

興味のないことに関心を向けるのが極端に苦手

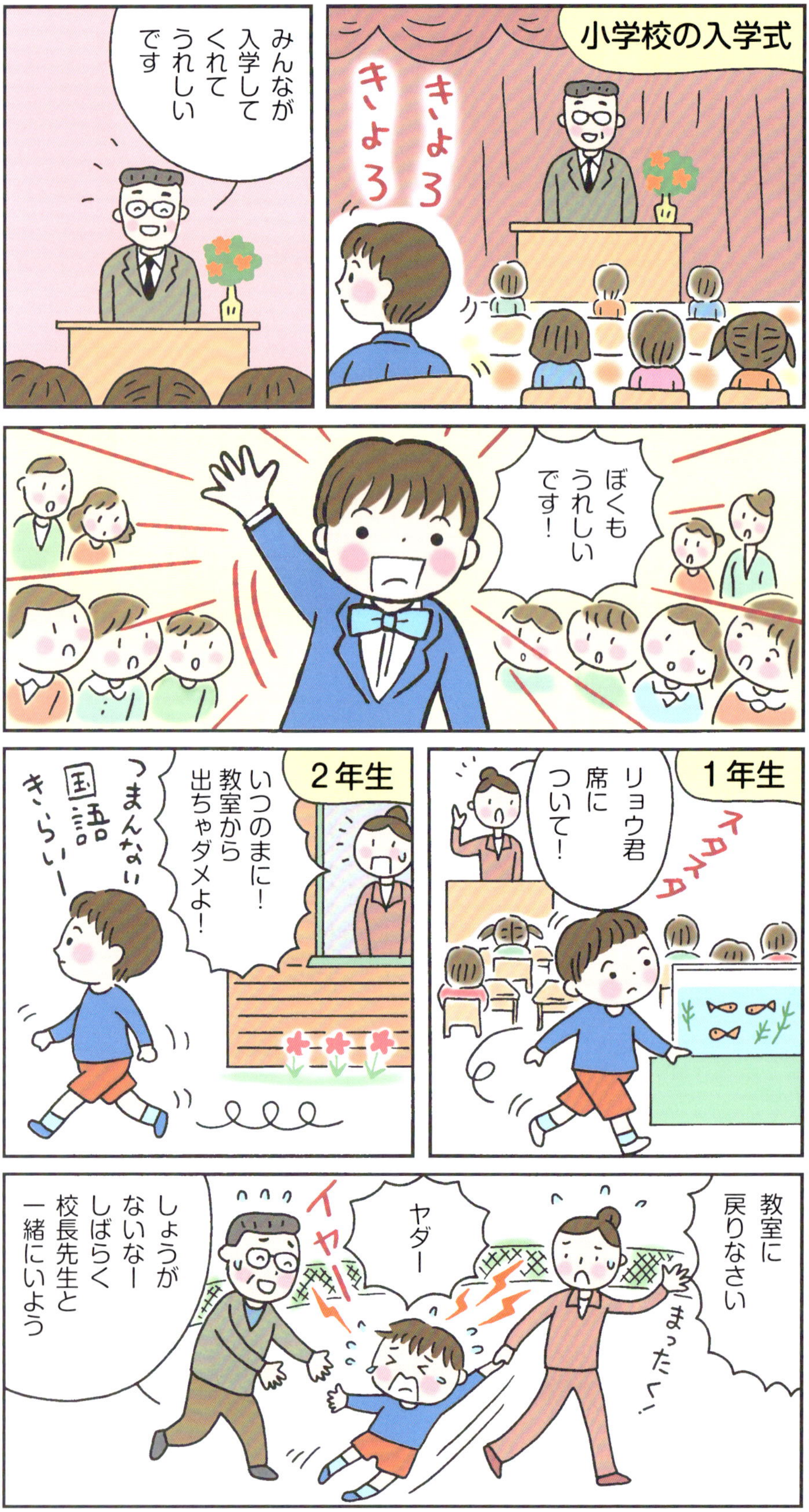
小学校の入学式
きょろ　きょろ
みんなが入学してくれてうれしいです
ぼくもうれしいです！
1年生
リョウ君席についてー！
スタスタ
2年生
いつのまに！教室から出ちゃダメよ！
つまんない
国語きらいー
教室に戻りなさい
まったく～！
ヤダー
イヤー
しょうがないなー　しばらく校長先生と一緒にいよう

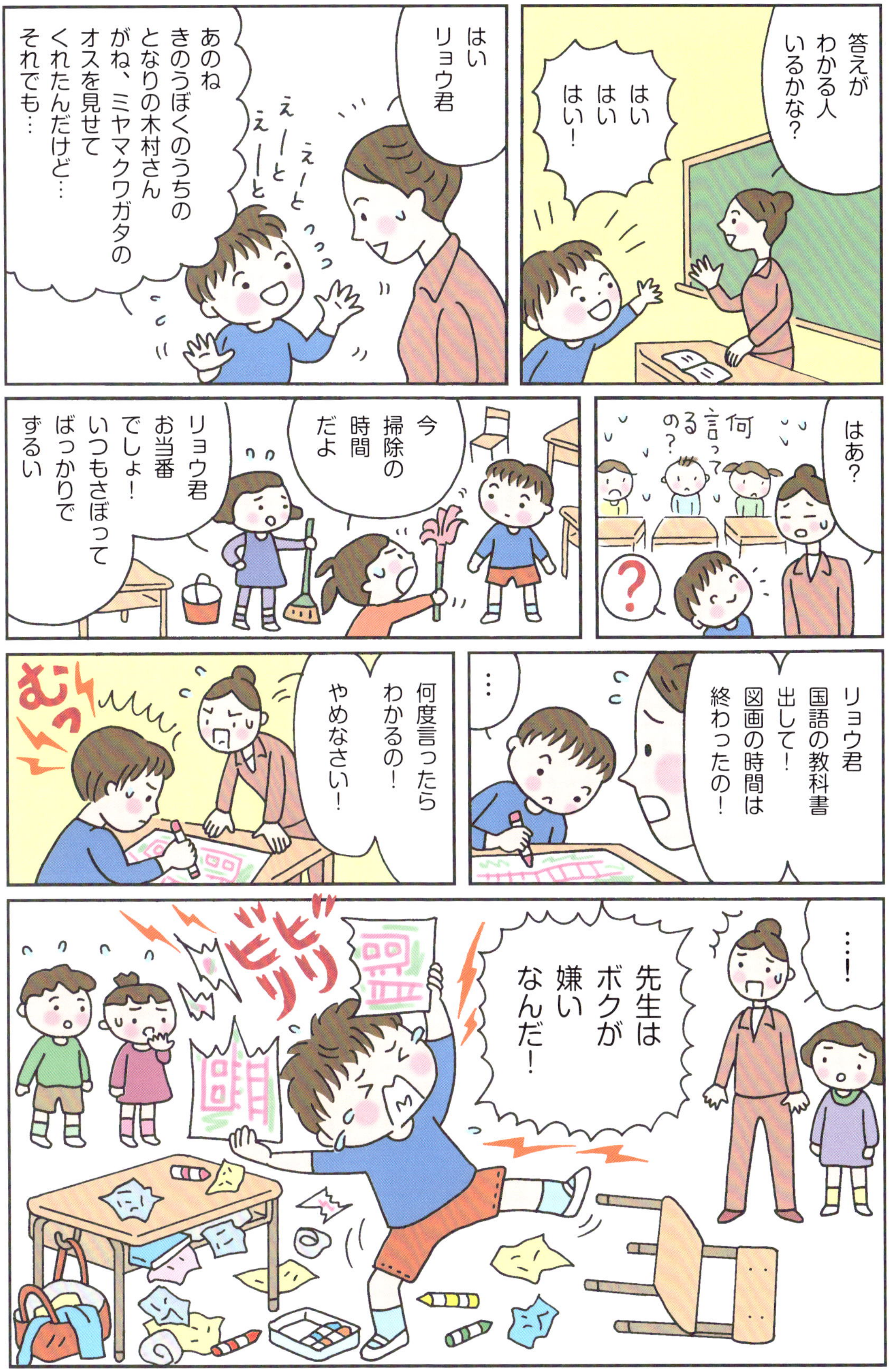
答えがわかる人いるかな？
はい はい はい！
はい リョウ君
えーと えーと
あのね きのうぼくのうちのとなりの木村さんがね、ミヤマクワガタのオスを見せてくれたんだけど…それでも…
はあ？
何言ってるの？
？
今 掃除の時間だよ
リョウ君お当番でしょ！いつもさぼってばっかりでずるい
リョウ君 国語の教科書出して！図画の時間は終わったの！
…
何度言ったらわかるの！やめなさい！
むっ
…！
先生はボクが嫌いなんだ！
ビリビリ

目次

巻頭コミック

PART2 潜在能力を引き上げ、問題行動をストップさせるために家庭でできること 43

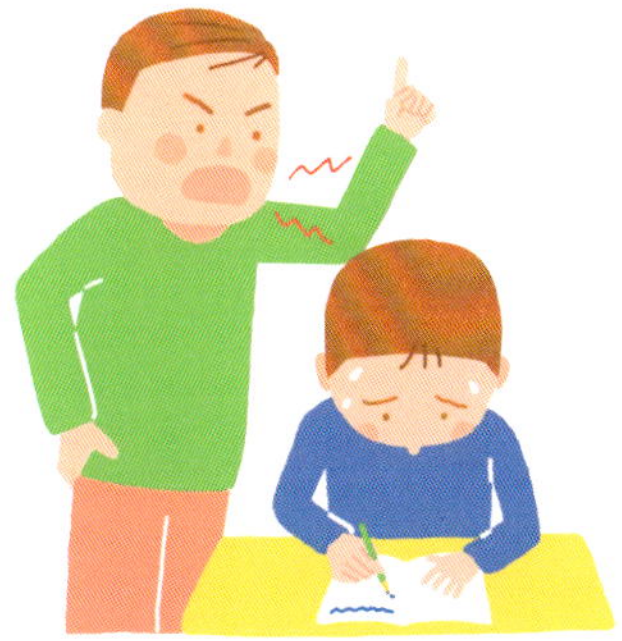

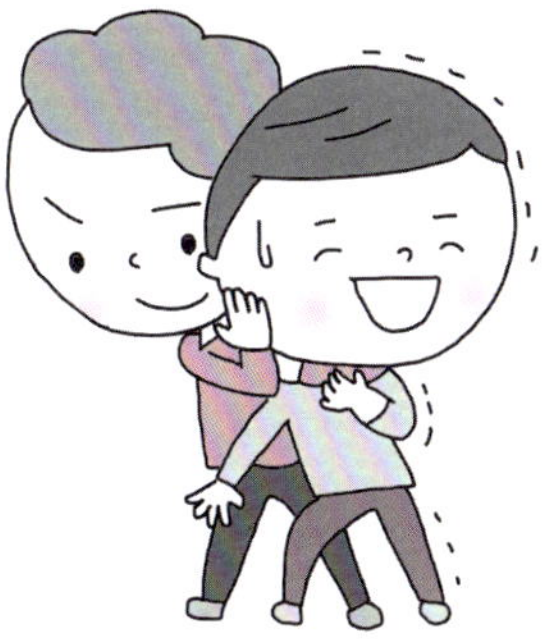

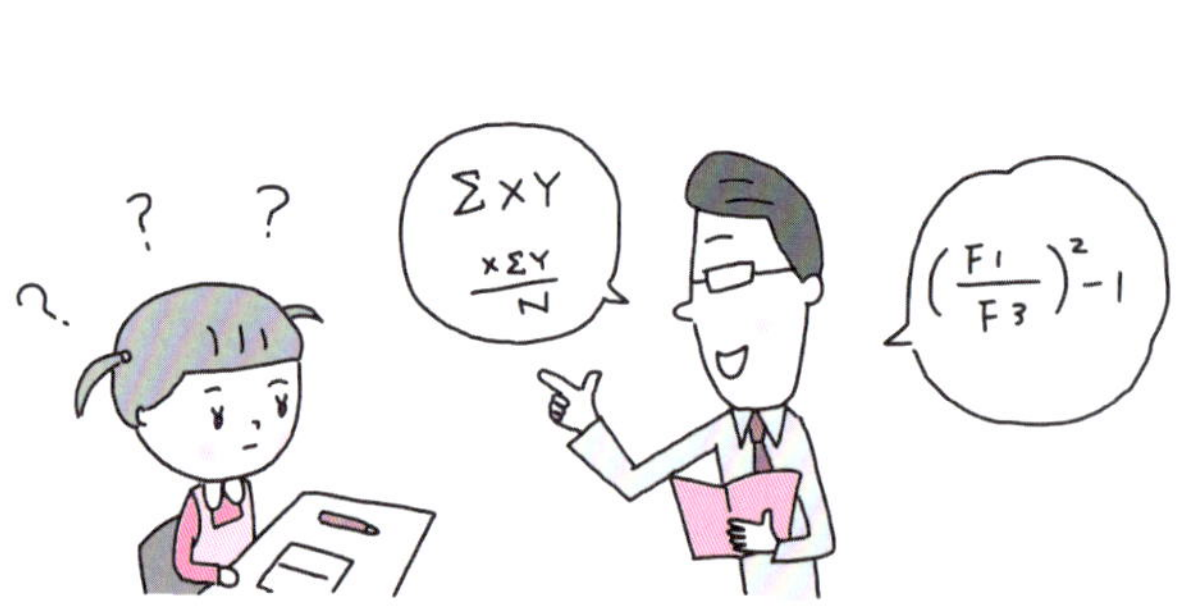

? ?
?
ΣXY
xΣY
N

PART 1

「育てにくい子」と感じたら、アスペルガー症候群が隠れているかもしれません

子育てがうまくいかないとき、発達障害のせいである可能性があります

ひと口に発達障害といっても、その特性は少しずつ異なります。適切なサポートで可能性を広げることができます。

子育てがうまくいかないと感じたら

なぜ、こんなにうちの子は手がかかるのだろう、と悩んでいるお母さんは少なくありません。とても育てにくいと感じる場合は、ADHDやアスペルガー症候群などの発達障害が隠れているのかもしれません。

発達障害とは平成16年に施行された「発達障害者支援法」から用いられるようになった用語で、「自閉症」「アスペルガー症候群」「ADHD」「LD(学習障害)」などが含まれます。

自閉症やアスペルガー症候群は、アメリカ精神医学会が定めた「DSM-5」では自閉症スペクトラム障害（ASD）と総称されます（42ページ参照）。

自閉症スペクトラム障害では、社会性の障害（人とのかかわり方が不器用）、コミュニケーションがうまくいかない、興味・活動の幅が狭い、こだわりが強く、感覚の過敏さがある、などの特徴が見られます。

またADHDでは、不注意、多動性、衝動性が目立ち、LDでは、全般的な知的能力は標準的に発達しているのに、読み書きや計算、推論、運動など、学習面のある特定の領域が著しく劣っています。

LDでは、小学校の低学年は1学年程度の遅れ、高学年は2学年以上の遅れがあります。これらの障害が重なり合うこともあります。

早い気づきと適切なサポートが肝心

発達障害は発達のでこぼこがあるのが特徴で、得意な領域がある一方で、かなり難しい領域もあります。そのため、一生懸命に子育てをしていても、発達障害の特徴を知らないとうまくいかないことが多いのです。

しかし、早く気づき、適切なサポートをしてあげれば、能力を伸ばし、社会に適応しやすくなることがわかってきました。

学校教育法が一部改正され、平成19年4月から「特別支援教育」が実施されています。教育環境も大きく変わりつつありますので、希望を持って子どもに接してください。

発達障害の種類

アスペルガー症候群や高機能自閉症

言語・認知能力にもあまり遅れはないが、
社会性やコミュニケーション、社会的想像力に自閉的症状が見られる

●社会性の障害

友達に関心がない。友達とうまくかかわれない。友達とトラブルになりやすい　など

●コミュニケーションの障害

一方的に話しをする。大人びた言葉遣い。冗談を真に受ける。表情が乏しい　など

●社会的想像力の障害

他人の感情が理解できない。経験したことがないことを想像できない。こだわりが強い　など

ADHD（注意欠如・多動性障害）

不注意、多動性、衝動性が見られる

●不注意

ケアレスミスが多い。いつも探し物をしている。整理整頓が苦手。すぐに気が散る。集中力が持続しない　など

●多動性

じっとしていられない。落ち着きがない。授業中や食事中もすぐに席を立つ。手や足をいつもそわそわ動かす。イスの上で体を動かす。静かにしているのが苦手　など

●衝動性

順番を待てない。せっかち。おしゃべり。友達にちょっかいを出す　など

LD（学習障害）

読む、書く、計算、推論、運動など、
ある特定の分野の習得に困難がある

●読むことの障害

文字を読むのがたどたどしい。行を読み飛ばしたり、字を読み間違える。音読はできるが意味を理解するのに苦労する　など

●書くことの障害

文字が書けない。漢字を書くのに苦労する。作文がうまく書けない　など

●計算することの障害

数字の位が理解できない。繰り上がり繰り下がりが理解できない。暗算ができない。九九を暗記しても計算に使えない　など

●推論することの障害

算数の応用問題や証明問題が苦手。長文読解が苦手。直接示されていないことを推測するのが苦手など

●運動することの障害

全身を連動させて運動するのが苦手。団体競技が苦手。動作がゆっくり　など

アスペルガー症候群とは こんな発達障害

自閉症と似ていますが、言葉の遅れは目立たず、知能の遅れはありません。
対人関係が苦手なことは共通していて、
むしろ気づかれにくい分、よけいに苦労することも多いのです。

最も苦労するのは人間関係

アスペルガー症候群の代表的な症状は次の3つです。

①社会性（対人関係）の障害

「社会性」とは、ほかの人とかかわりを持つことです。人に関心を持ち、ほかの人のすることや話すことに興味を持ち、一緒に何かをしたい、互いに気持ちを通わせたい、感情や気持ちを人と分かち合いたい、相手からの働きかけを受け止め、反応することです。

こうした人と人とのさまざまな交流が「社会性」なのですが、アスペルガー症候群の人はこの「社会性」に障害があるのが最も大きな特徴です。

②コミュニケーションがうまくいかない

冗談や皮肉を真に受けたり、言葉どおりに受けとって、言外の意味が理解できなかったりします。

表情やしぐさから相手の気持ちを読みとるのも苦手です。

難しい言葉を好んで使い、大人びた言い方やばかていねいな話し方をする子もいて、同年代の子から浮いてしまうこともあります。

③社会的想像力の障害

相手の気持ちを読みとったり、相手の立場に立って考えるのが苦手です。相手がいやがっているのに気づかないこともあります。

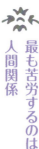

また、独特のこだわりがあり、相手にもそれを押しつけようとすることがあります。

感覚が過敏な子や手先が不器用な子も

以上のようなことから人間関係がうまくいかず、友達がなかなかできません。

聴覚や視覚、触覚、味覚などの感覚が過敏で、ちょっとした音に過剰に反応したり、偏食が激しい子もいます。

逆に、驚くほど感覚が鈍感な子もいるので、注意が必要です。

また、手先が不器用で細かい作業が苦手、体の動きがぎこちなく運動が苦手、という子もいます。

アスペルガー症候群の主な特徴

社会性の障害

- 友達とお互いにかかわりあう能力が乏しい
- 友達とかかわろうという意欲がない
- 友達とトラブルになりやすい
- 人とのほどよい距離感がない
- 相手や状況に応じてかかわり方を変えられない

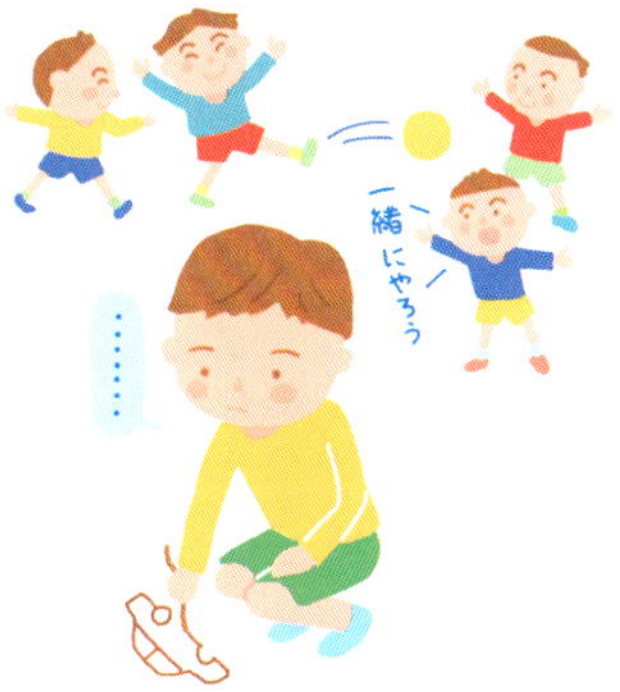
一緒にやろう
……

コミュニケーションの障害

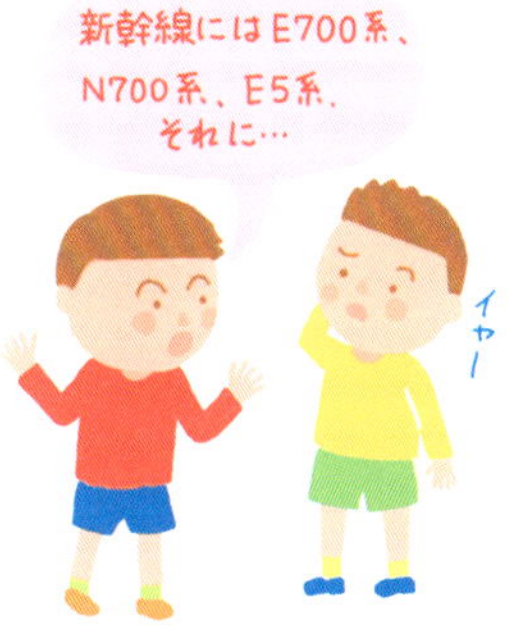
新幹線にはE700系、N700系、E5系、それに…
イヤー

- 一方的で自分の興味のある話ばかりをする
- 大人びた言葉遣い、ばかていねいな話し方をする
- 冗談を真に受ける
- 言外の意味がわからず誤解しがち
- 表現が乏しい
- 表情が乏しい
- ジェスチャーを使わない
- 視線を合わさない、または不自然

社会的想像力の障害

- 他人の感情が理解しにくい
- 経験したことがないことを想像できない
- 興味の範囲や活動の幅が狭く、深い
- こだわりが強く、決まったとおりにやらないと気がすまない
- 変化を嫌う
- 暗黙の了解がわからない

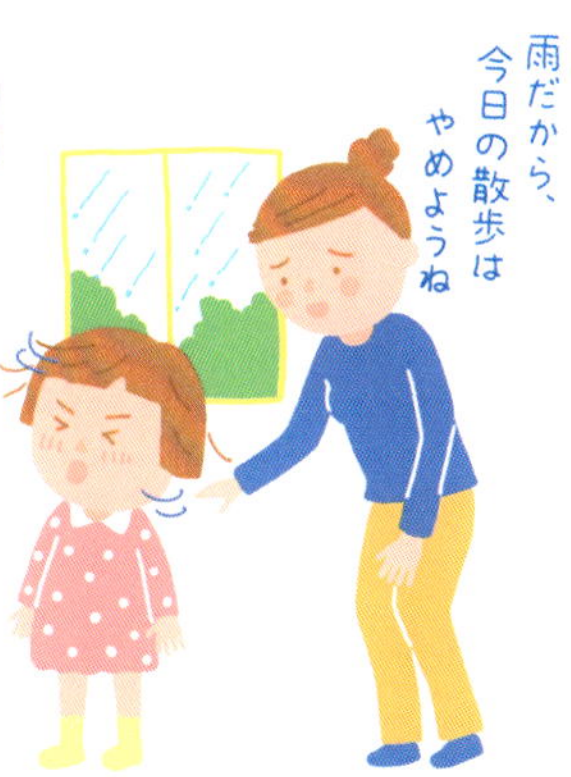
雨だから、今日の散歩はやめようね

〈アスペルガー症候群の特徴〉①

人とのかかわり方が独特

アスペルガー症候群の子どもたちは、人とのかかわり方が独特です。人とのかかわりを求めないタイプ、自分から人とかかわるのが苦手なタイプ、かかわりたいが一方的なタイプ、の3つのタイプがあります。

アスペルガー症候群の子どもの人とのかかわりには3つのタイプが

アスペルガー症候群の子どもたちの一番の特徴は社会性の障害ですが、社会性の障害にも一人ひとり特徴があります。

アスペルガー症候群の、人との関係の持ち方には、大きく3つのタイプがあります。

①孤立群

- 人への関心が薄く、人とかかわることを求めない、1人でいるのを好む。

②受動群

- 人がかかわってきたときにはかかわりを持つけれど、自分からかかわっていくことはとても苦手。

③積極奇異群

- 人への関心はあるけれど、かかわり方は独特。一方的で自分がかかわりたいときだけ人を求める。
- 人にかかわりたい気持ちはあるのに、かかわり方が変わっている。
- 相手からのかかわりには無頓着で、反応しないことも多い。

積極的にかかわるタイプでも会話のキャッチボールができない

このように孤立群の子どもがかかわりを求める度合いがきわめて低いとすると、積極奇異群の子どもはかかわりを求める度合いが多すぎるくらいです。
けれども、それが相互的ではないという特徴があります。

相互的な人とのかかわりとは、自分が相手に求め、相手がそれに応じてくれ、相手からの求めに対して、自分も応じるということです。

自分の言いたいことだけを言うのではなく、相手の言いたいことにも耳を傾け、それに応答することで、はじめて相互的なかかわりになります。会話のキャッチボールですね。自分の気持ちを相手にわかってほしいし、相手の気持ちもわかって応えてあげることです。その場の状況や相手の心情を読む力も必要となります。

子どものタイプに合ったかかわり方を教える

1 人との関係を求めないタイプ

- 1人が好き
- 人と交わろうとしない

→

孤立群

- 無理やり人とかかわらせようとしない
- まずは大人と1対1のかかわりを築く
- 段階を踏んでいく

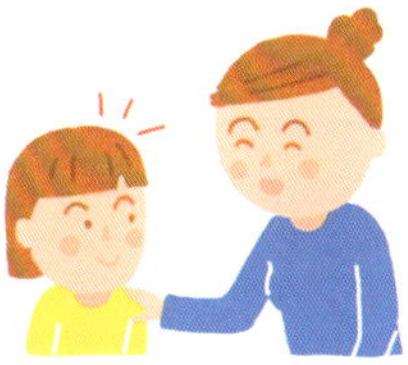

2 自分からはかかわれないタイプ

- 相手がかかわってくれば部分的に応じる
- 自分の気持ちを言えず、言いなりになりがち

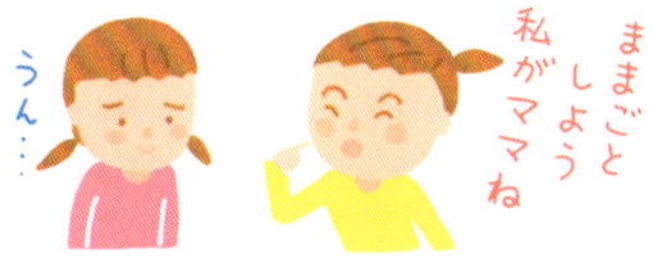
うん…
ままごとしよう
私がママね

→

受動群

- 穏やかな子とかかわりを持たせる
- 少しずつ自分の気持ちや意見を言えるように練習する

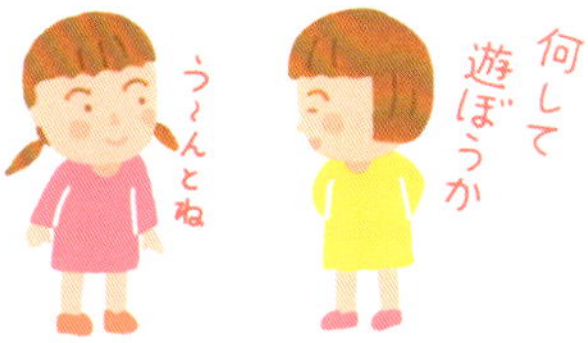
何して遊ぼうか
う〜んとね

3 積極的にかかわりたいタイプ

- かかわろうとするが、一方的である
- いろいろな子とかかわっているようでも、友達がいないことも

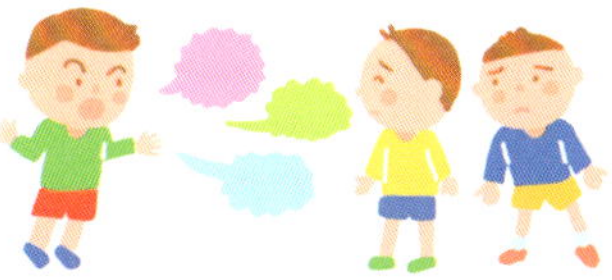

→

積極奇異群

- かかわり方のルールを教える
- 相手がどう受け止めるかを教える
- 少人数でのソーシャルスキルトレーニングを受けさせる

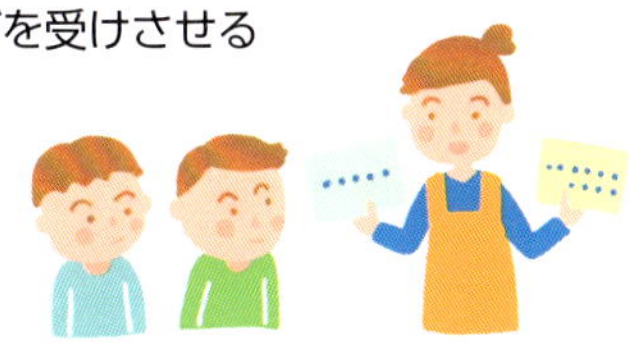

〈アスペルガー症候群の特徴〉② 他人とのコミュニケーションがとりにくい

言葉でのコミュニケーション

言葉の発達は早いものの、相手の言葉を真に受けやすく、冗談が通じず、けんかをしたり、つらい思いをしがちです。

相手の言葉を真に受けやすい、冗談が通じない

コミュニケーションには言葉を用いたもの（言語性コミュニケーション）だけでなく、動作や表情、視線の使い方や口調、ジェスチャーなど（非言語コミュニケーション）によるものがあります。

アスペルガー症候群の子どもは言葉の遅れがないことが多いのです。言葉が少し遅いかなと思っていたら、出始めてからはうるさいくらいによくしゃべる子もいます。

言葉の発達が早く、幼いときから難しい言葉をしゃべり、敬語が使えるという子どももいます。

声の調子が高い、いつも声が大きい、声が小さすぎて聞こえにくい、という特徴を持つ子どももいます。

全般的に言葉をよく理解していても、言葉を字義どおりにとる、遠まわしに言ってもわからない、冗談が通じない、たとえや皮肉にも疎いということもあります。

幼児期：お話しでうまく相手とやりとりをしにくく、けんかになりやすい子がいます。

また、集団での先生のいっせい指示がわかりにくく、とまどってしまいます。

小学生：友達同士のからかいを真に受けて、まわりがびっくりするくらい怒る子がいます。

逆にいやなことを言われていても「いや」という意思表示も、表情で表すこともできず、つらい思いをする受動群、孤立群の子どもは見過ごされやすいですが、思いのほか多いのです。

言語能力のわりに、常識的なことを理解していない子も多いので注意しましょう。

言葉の力は十分にあるけれども、自分の気持ちを言葉で表現できないとか、感情を言葉で表すことが難しい子どもたちが多いようです。

口頭では難しくても、文章であれば比較的うまくできる子どももいます。

漠然と尋ねられると、どう答えていいのかわからなくなる子もいます。

幼児期・小学生の頃に困ること

幼児期

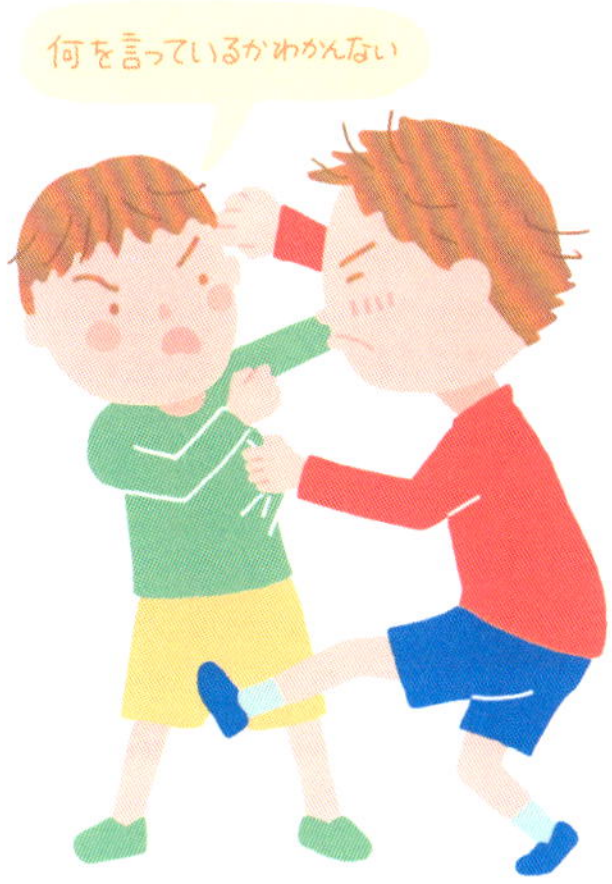
何を言っているかわかんない

- お話しでうまく相手とやりとりをしにくく、けんかになりやすい。

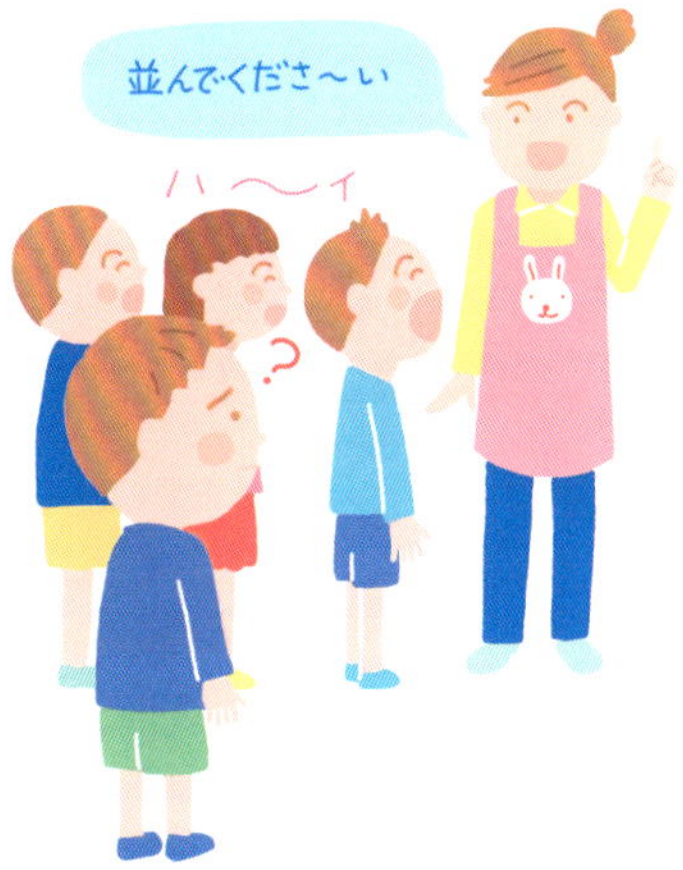
並んでくださ〜い
ハ〜イ

- 集団での先生のいっせい指示がわかりにくく、とまどう。

小学生

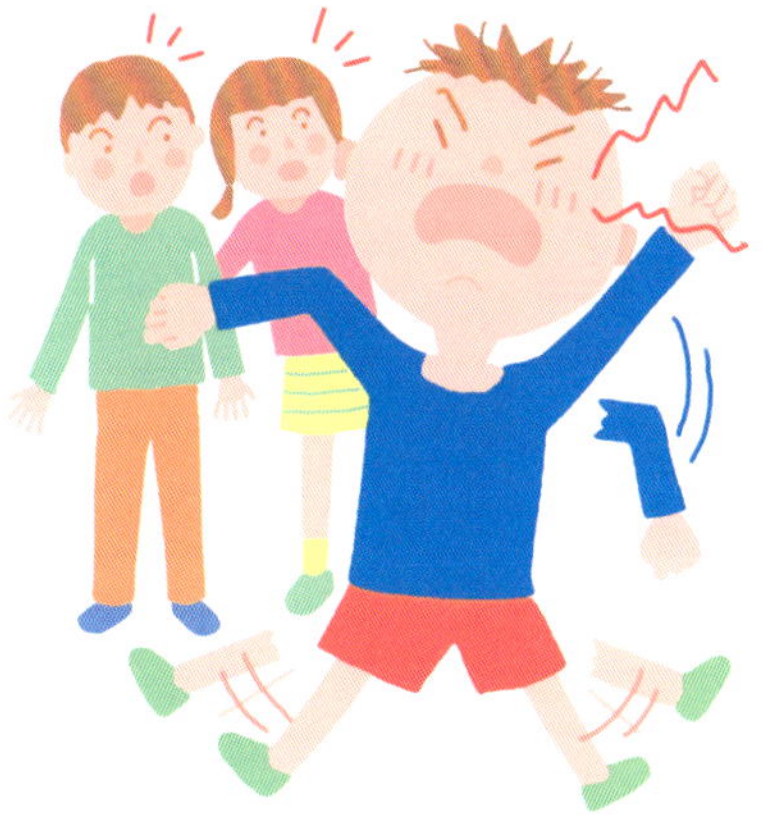

- 友達同士のからかいを真に受けて、まわりがびっくりするくらい怒る。

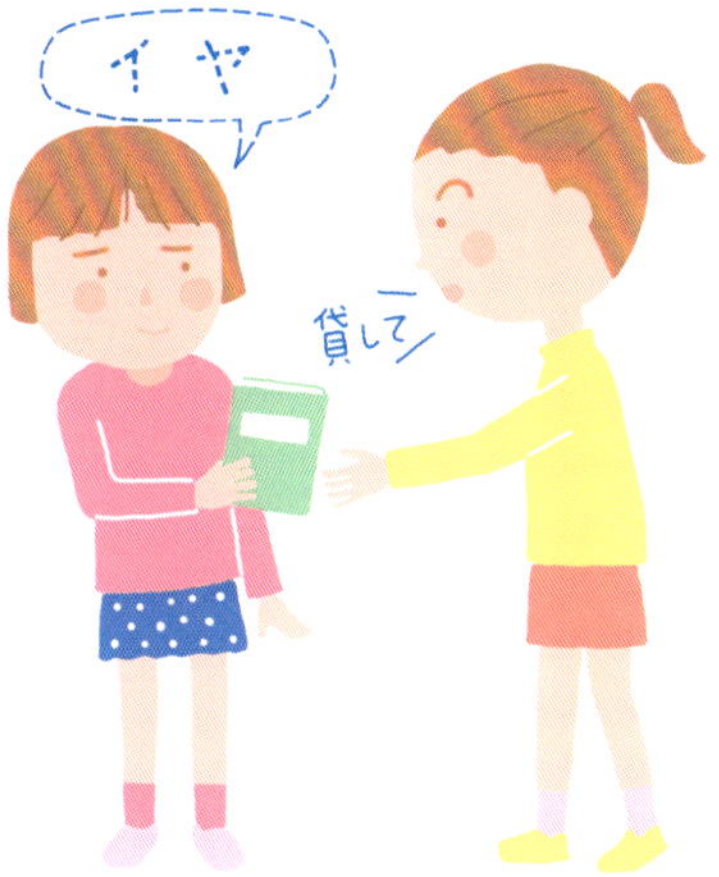
イヤ
貸して

- いやなことを言われていても「いや」という意思表示ができず、つらい思いをする。

〈アスペルガー症候群の特徴〉③ 他人とのコミュニケーションがとりにくい

言葉以外のコミュニケーション

視線を相手のほうに向けない子や、表情で気持ちを豊かに伝えることが苦手な人もいます。人の表情やしぐさから相手の気持ちを読みとれず、誤解しやすい子もいます。

人の表情やしぐさから相手の気持ちを読みとれない

●アイコンタクト（視線を使う）が少ない

アスペルガー症候群の子は、視線が合いにくい傾向があります。ときおりチラッと相手を見るだけで、あたりをフラフラと見ている子、話し相手のほうを見ずにお母さんのほうばかり見る子。部屋をきょろきょろ見続けたり、不安げに視線が泳ぐ場合もあります。ただ、視線が合わない子でも、お母さんとはうまく合わせられる子もいます。

興味のある話題を振ると、ぐっと視線の合い方がよくなり、話し方もなめらかになる子もいます。

●表情が乏しい、相手の表情を読みとれない

表情が乏しい子どもが多いものです。いつもニコニコ笑っている、かたい表情をしている、無表情、というように表情の変化が少ないこともあります。とてもつらいのに、表情はいつもの笑顔なので、内面の思いにまわりが気づきにくいものです。

また、笑いにも心からの笑い、あきれた笑い、形ばかりの笑い、苦笑いなどいろいろありますが、アスペルガー症候群の子はその読みとりが難しいのです。深い意味のない笑いを「笑われた」「ばかにされた」と勘違いしてしまいます。ほかの人が目配せで交わすさりげないメッセージを読み違えたり、被害的に受け止めたりもしがちです。

●ジェスチャーや身振りをうまく使えない

話しながらさまざまなしぐさをしたり、身振りを使うことが少ないものです。相手が話しているときに相づちを打つ、うなずくなどで関心を示すことも多くありません。反対に、大げさなほどにそうした動きを使うのでわざとらしいと受け止められる子もいます。

●人との距離感がわからない

それほど親しくないのに、相手と肩を組んだり、背中におぶさるなど密な接触をすることがあります。相手がいやがっているのに気にとめず、何度やめてと言われてもやめないので、トラブルの原因になります。

言葉以外のコミュニケーションも苦手

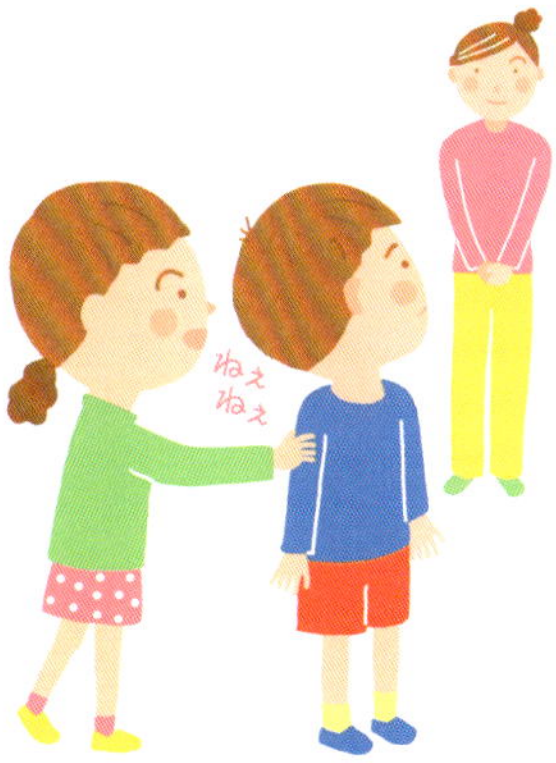
ねぇ
ねぇ

- 話しかけられても相手のほうを見ず、お母さんばかり見る

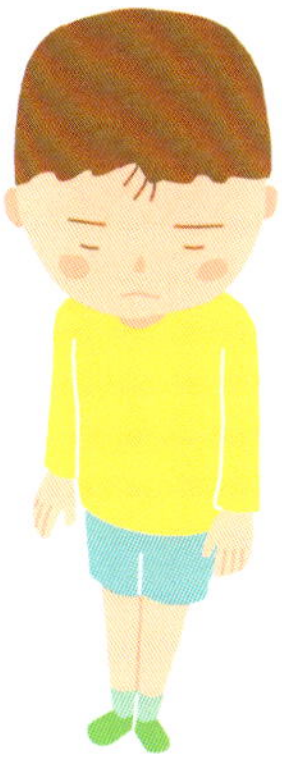

- 視線が合わない、表情がかたい

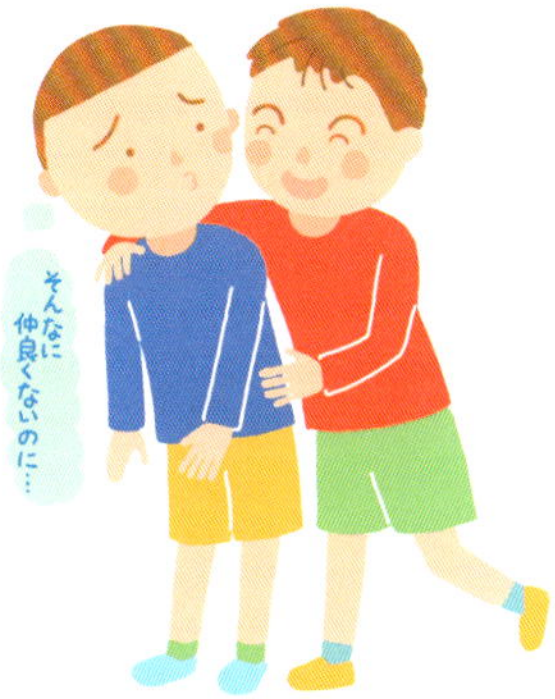
そんなに仲良くないのに…

- それほど親しくないのに肩に手をまわしたりする

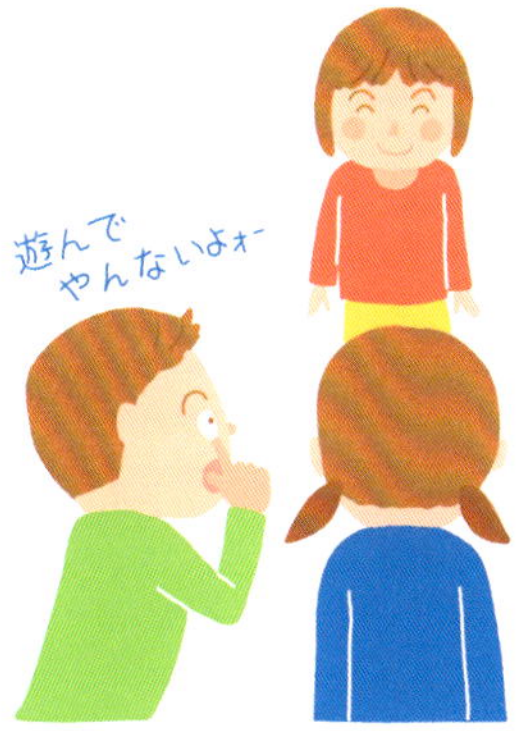
遊んで
やんないよォ

- 仲間はずれがつらいのにニコニコしている

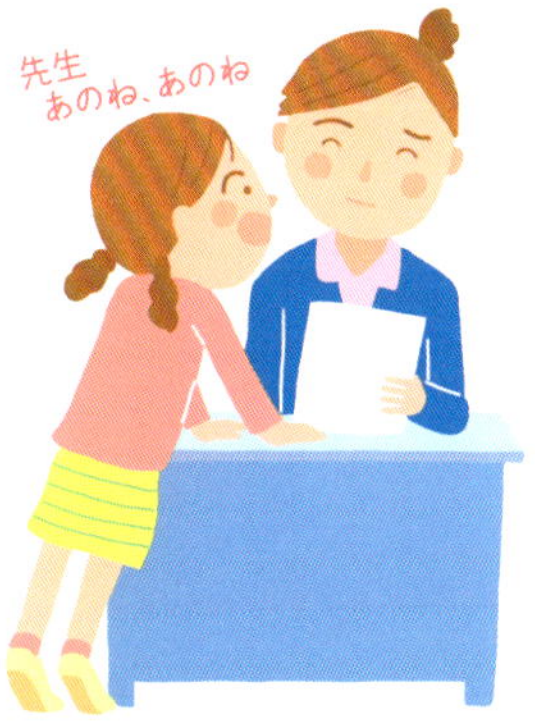
先生
あのね、あのね

- ものすごく近くに行って話をする

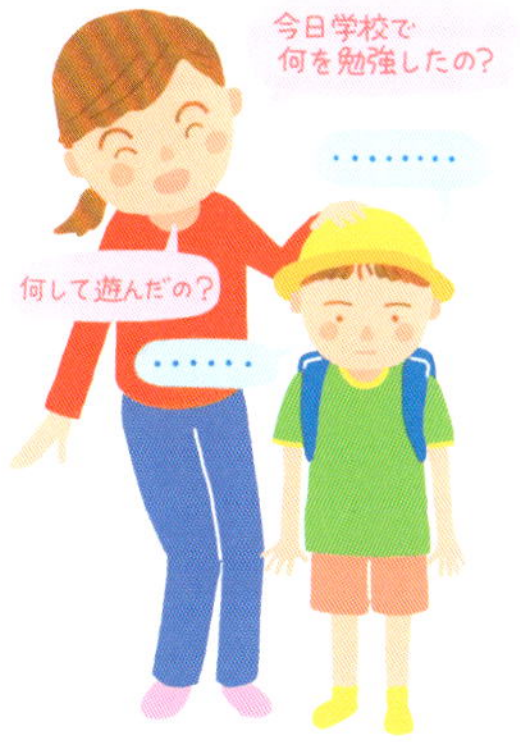
今日学校で
何を勉強したの?
………
何して遊んだの?
……

- お母さんに問いかけられても「…」

〈アスペルガー症候群の特徴〉④

興味、関心の幅が狭い、こだわりが強い

興味を持つ対象が限られていて、それに没頭しやすい子や関心のあることについて非常に詳しく知っている子がいます。こだわりが強く、一度決めたことはちょっとやそっとでは変えないということもあります。

同一性の保持。興味や活動の幅が狭く、深い

いつも同じようにしていたい、同じようでありたいという気持ちが強く、好きな活動を続けたい、決めたやり方をしたいという子が多く、切り替えが苦手という特徴にもなります。変化に弱いので、突然予定が変更されるとパニックになってしまう子どももいます。

アスペルガー症候群の子どもの遊びの種類は限られていて、同じ遊びを繰り返します。妖怪ウォッチが気に入ると、朝から晩まで妖怪ウォッチになって一人でハイテンションになり、同じ話、遊びを何度も繰り返します。遊びに来た子がうんざりして帰ってしまいます。

歴史が好きな小学校高学年の男の子は、大人が読むような歴史書を読み、知識は豊富です。しかし、戦争がなぜ起こったのかを、考えて答えることができないこともあります。

一度決めたことはちょっとやそっとでは変えない

アスペルガー症候群の子どもは独特のこだわりを持っていることがよく見られます。こだわりは同一性の保持の一つの現れです。

一度こうと思ったことはちょっとやそっとでは変えないという子もいます。日課や家具などの配置、着るものなどが決まっていると安心します。ちょっとでもそれが変わると機嫌が悪くなったりします。極端な偏食に手こずることもよくあります。

自分はこのやり方でやりたいという思いに囚われて、自分のこだわりをお母さんにも押しつけ、思ったようにならないといやと、かたくなになる子どももいます。状態がよくないときには、特にこだわりが強くなります。楽しいお出かけの約束も変更になるとパニックになり大変なので、直前まで伝えないというお母さんもいます。

規則やルールを相手にも守らせたいと、必要以上に執着する子どももいます。忙しい時間帯には、こうしたこだわり行動が日常生活を過ごしにくくします。

こだわりのせいで、こんな問題が

幼児期

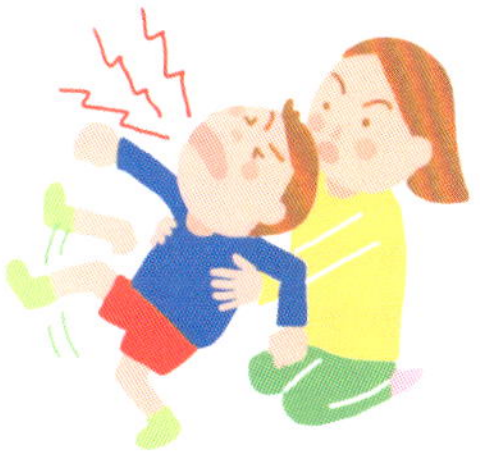

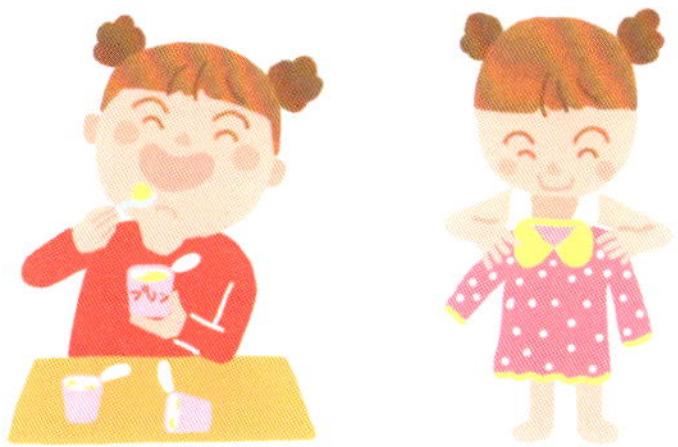

- こだわりが強いことが多く、お母さんが何がなんでもこだわりをやめさせようとすると、さらにこだわりが強くなることもあり、要注意。
- 偏食、いつも同じ服を着たい、寝るのをいやがり夜更かしすることも。

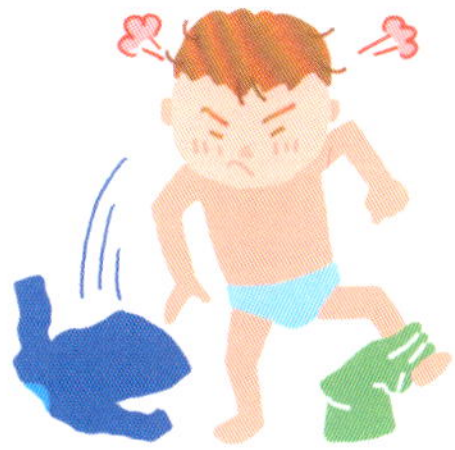

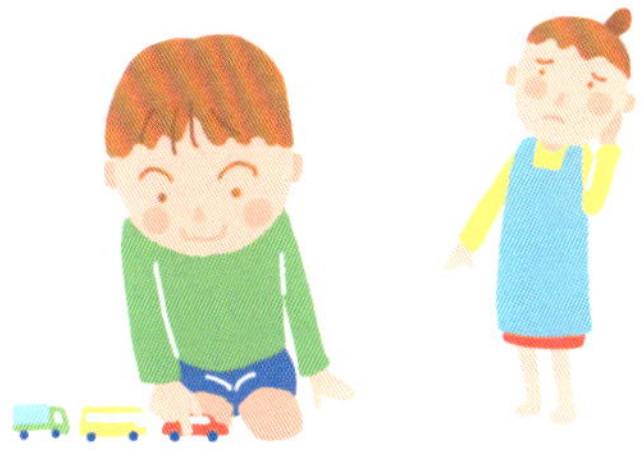

- なかなか着替えをしないのでお母さんが手伝って着替えさせると、怒って全部脱いで、自分でやろうとする。
- 遊びがいつも同じ。ミニカー、お気に入りのテレビやDVD に熱中し、やめられない。

学童期

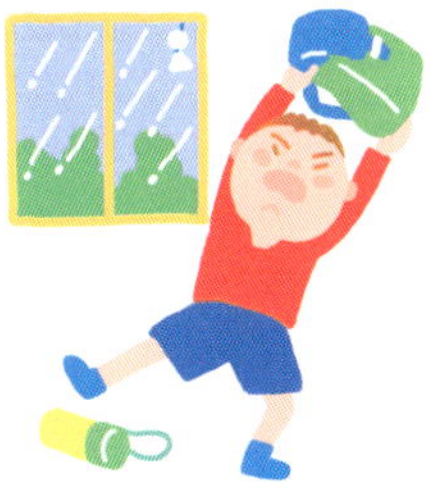

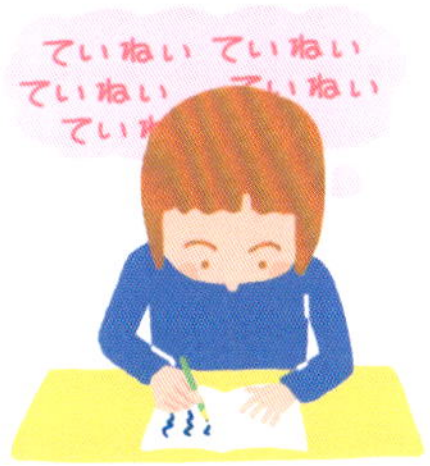

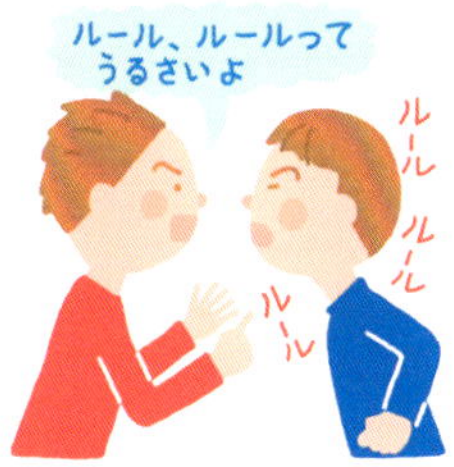

- 遠足が雨で延期になってパニックを起こすなど変更が苦手。
- 字をていねいに書くことにこだわり、時間がかかる。
- ルールをきちんと守ろうとして、かえってまわりとトラブルになることもある。

〈アスペルガー症候群の特徴〉⑤

相手の気持ちがわかりにくい

相手の立場や気持ちを理解しにくく、客観的に状況を判断し、行動することが難しいのが、アスペルガー症候群の子の特徴です。

人からどう見られているかという視点に欠ける

アスペルガー症候群の子どもは、相手の気持ちがわかりにくいという特徴があります。人からどう見られるかという視点がないので、客観的に状況を判断して行動することが難しい場合もあります。

相手の立場や気持ちをわかれば、それと自分の思いをうまく調整させて人とやりとりすることができますが、アスペルガー症候群の子どもにはそれが難しいのです。相手が困っているときに慰めたり、いたわったりするのも苦手です。

自分は平気だから相手も平気だろうなどと自分の基準で考え、自分とは考えの違う人の気持ちを想像することが難しいのです。思春期頃になると、自分は人と違うようだと気づくこともあるのですが、どう振る舞えばいいのかわからず、人とのかかわりを避けるようになる場合もあります。

自分の言葉や行動が相手にどんな気持ちを与えるのかがわかりません。自分の気持ちはわかるし主張する子も多いので、周囲から見るとわがままだなと思われがちです。

遊ぶときにも自分のやりたいことを主張しがちで、相手のやりたいことに合わせようという考えが、あまり見られません。反対に、相手に合わせるだけの子もいます。

子ども同士よりも大人とのかかわりを好む子もいますが、それは大人はこちらに合わせたり気持ちを上手に汲んでくれたりするからでもあります。

お母さんとごっこ遊びをするときには必ずこんなふうに言ってほしいという思いが強く、ちょっと違う言い方をしただけでも怒ってパニックになることがあります。この場面は一見、お母さんと一緒に遊んでいるように見えますが、お母さんはごっこ遊びに必要な人員として使われているにすぎません。一緒に創造的な遊びをするのではなく、自分の決めたやり方を相手がすることを求めているだけです。相手の気持ちにはおかまいなしなのです。

相手の気持ちがわからないため、こんな問題が

幼児期

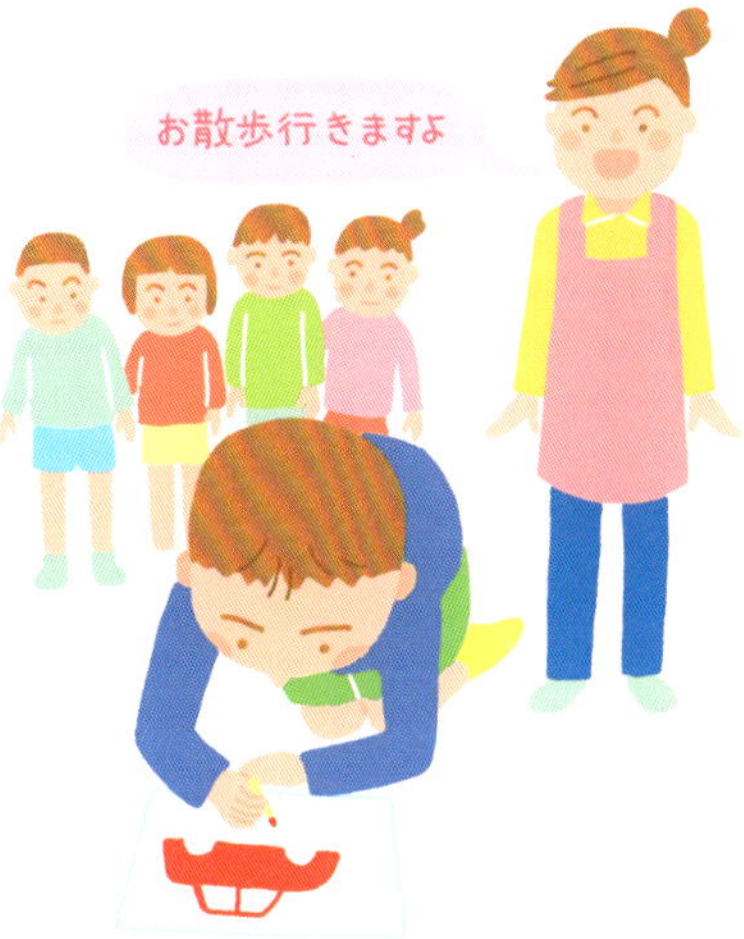
お散歩行きますよ

- こだわりが強く、集団生活をしにくい。

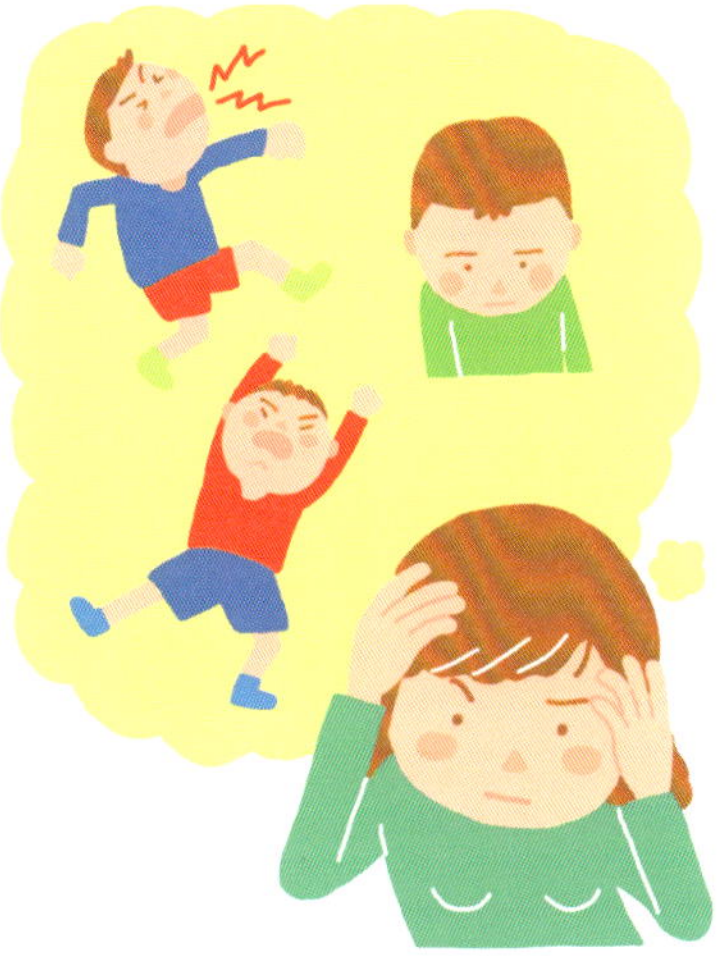

- 毎日の生活に手がかかる。

学童期

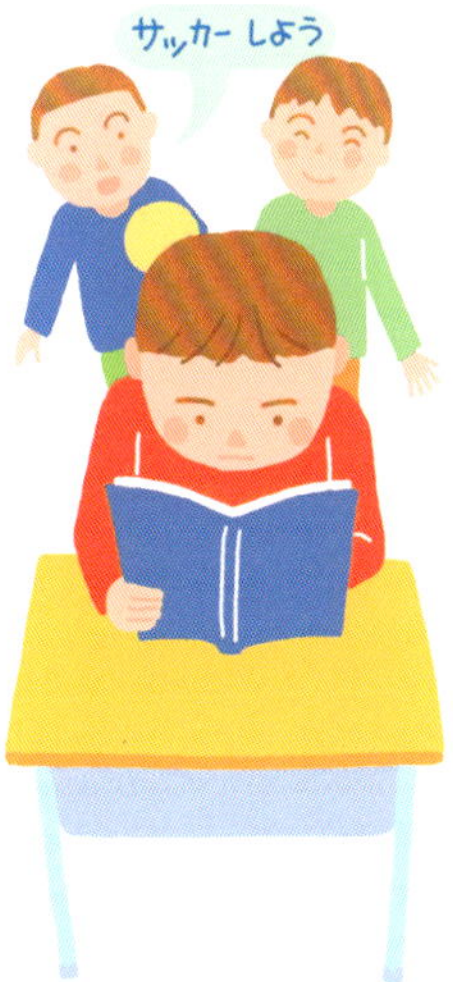
サッカーしよう

- 興味のない活動をしない。

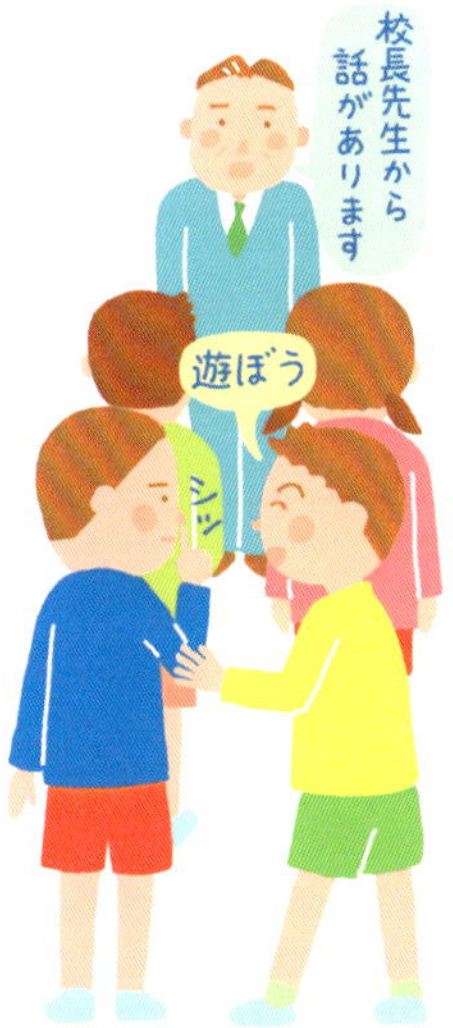
校長先生から話があります
遊ぼう
シッ

- 場にふさわしくない振る舞いをする。

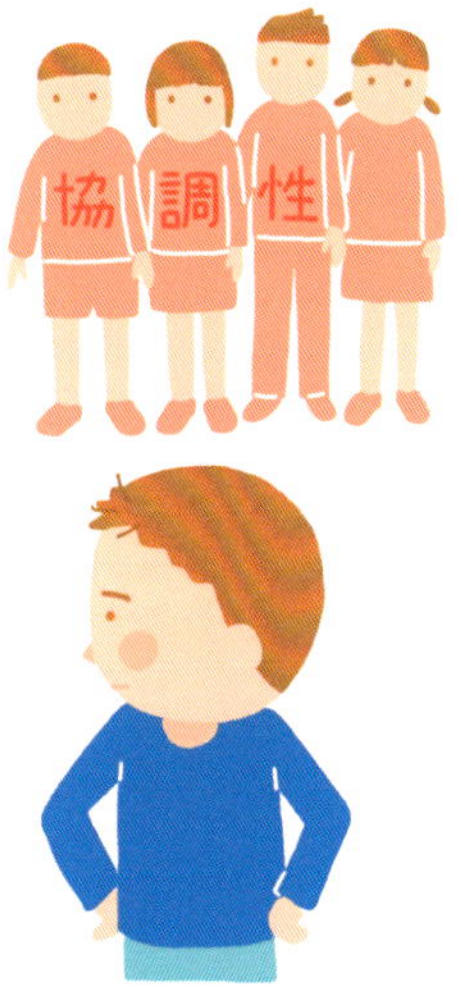
協
調
性

- 協同作業ができない。協調性がないと思われる。

〈アスペルガー症候群の特徴〉⑥

感覚が過敏なこと

音、におい、手触り、視覚、味覚などあらゆる感覚が過敏で、
耐えられないことが多く、
人ごみがダメな子もいます。

さまざまな感覚が過敏で気になる

アスペルガー症候群の子どもは感覚が過敏なことがよくあります。

かと思うと、鈍感な部分もあり、わかりにくいものです。

●音への過敏さ

日常生活で使う電気機器（ドライヤーや掃除機）の音が苦手で怒ったり、イライラしたり、泣いたりします。運動会のピストルの音、学校のチャイムの音、電気機器のわずかな音（パソコンのファンの音、蛍光灯の音）が気になって集中できない子もいます。

●においへの過敏さ

給食のにおい、嫌いなもののにおい、普通の人には気にならないようなにおいが気になります（手のにおい、服のにおいなどいろいろなもののにおいをかぐ）。

学校や外出先のトイレが使えないことも多いものです。

●手触りへの敏感さ

お気に入りのもの（大好きな毛布やタオルケット、ぬいぐるみ）に触っていると安心します。

綿の服しかダメ（化繊はちくちくする）で、好きな触感のもの（ストッキング、お母さんの耳たぶやおっぱいなど）をいつまでも触っていたい子もいます。

●視覚への敏感さ

明るいところがダメ。光の変化も苦手で、風に揺れるカーテンがつらいことも。

●味覚への敏感さ

果実入りのヨーグルト、みそ汁が苦手。三角食べができない（同じものを食べ終わってから次の料理に移る）子もいます。同じ食品でもブランドが変わるとダメな場合も。

●気温の変化への敏感さ・鈍感さ

暑さ、寒さに対して弱い一方、秋の終わりになり寒くなっても、半袖の服でいたりします。

こうした感覚的な刺激に満ちているため、人ごみがダメだという子どももいます。

感覚が過敏のため、こんな問題が

幼児期

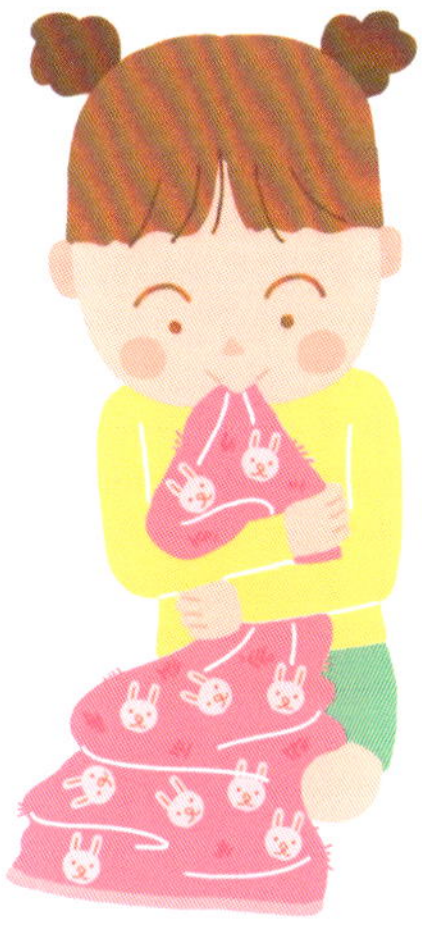

● ぼろぼろの毛布をいつも口に入れている。

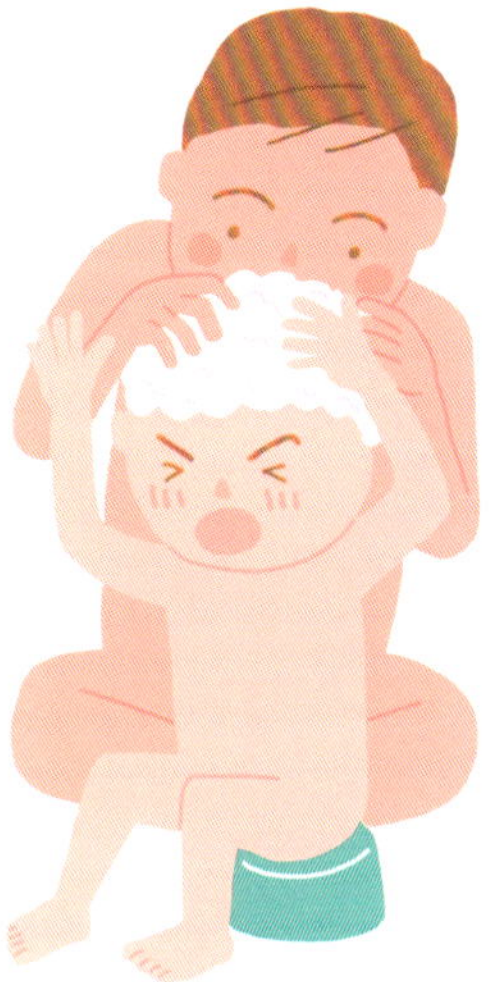

● 髪を洗うのがダメ。

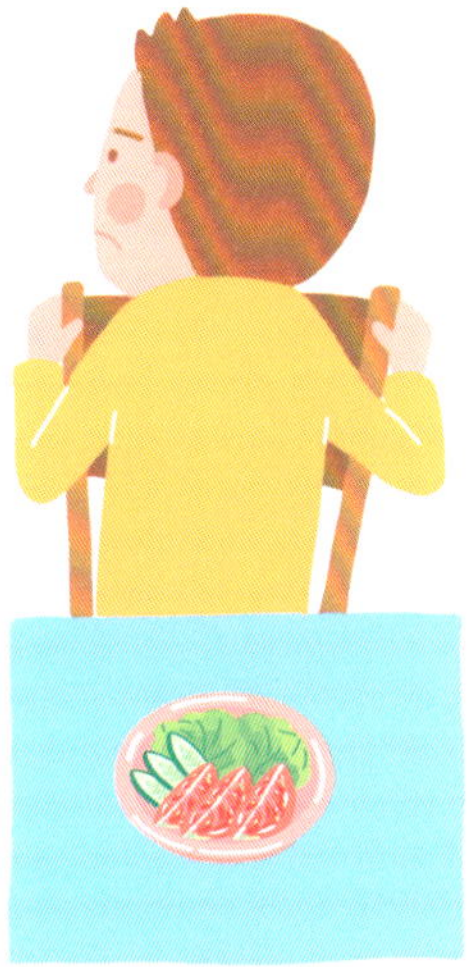

● 極端な偏食。

学童期

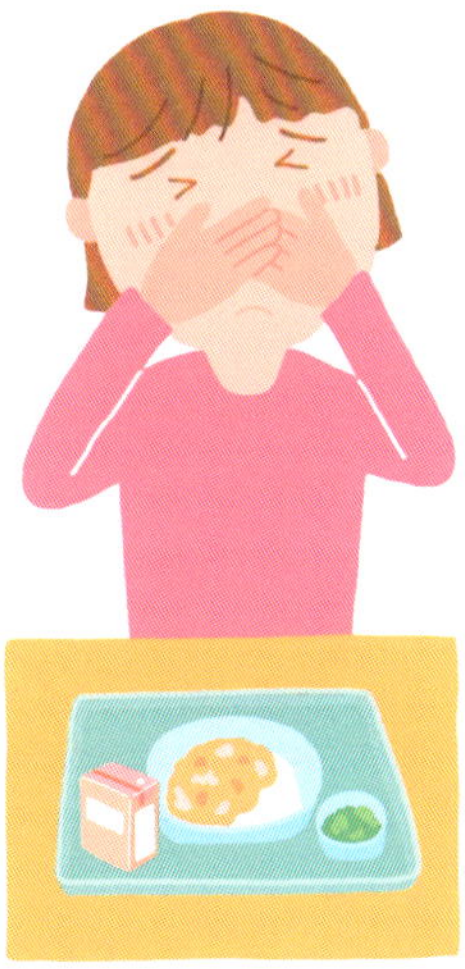

● 給食のにおいがダメ。

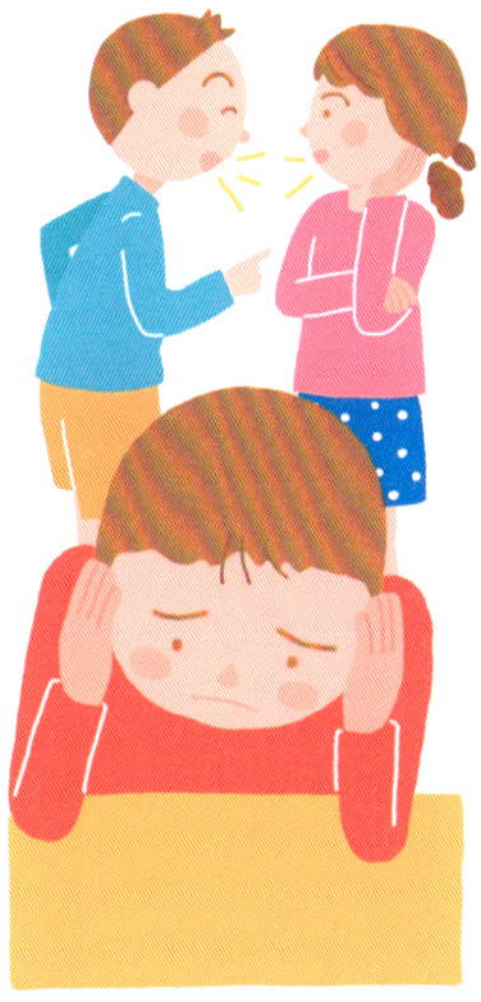

● ほかの子の声や音でとても疲れる。

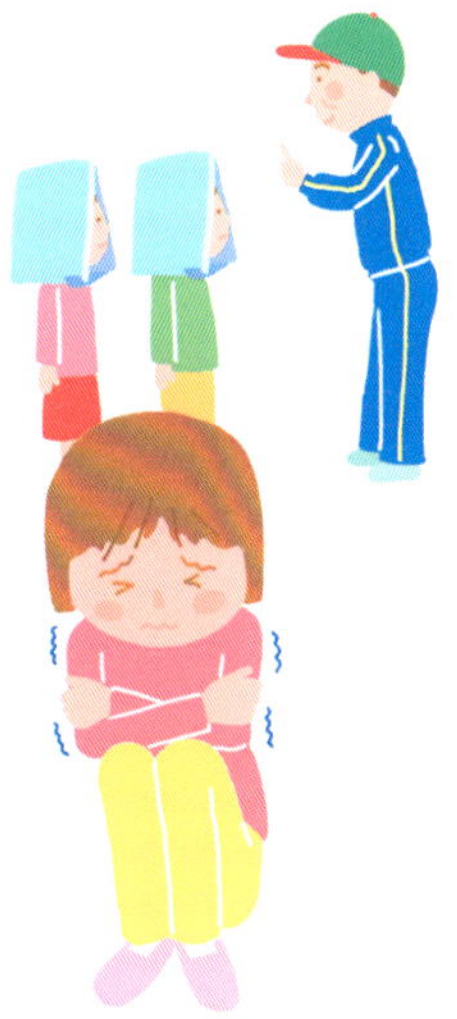

● 避難訓練がこわい。

アスペルガー症候群の子育てでつまずきやすいのは

叱られ、反発し、また叱られる、を繰り返すうちに親子関係がこじれ、うつ、不登校などの二次障害を引き起こすこともあります。二次障害になると、対応はさらに難しくなります。

叱られ、反発し、親子関係がこじれていく

アスペルガー症候群を持っていると、通常よりも子育てが難しくなります。

ほかの子どもなら、数回教えればできるようになることも、アスペルガー症候群の子どもはどうしてそうするべきなのかわからずにいることが多いので、どれだけ叱られても行動は改善しにくいものです。

叱られ、反発し、また叱られ、を繰り返していると、だんだん親子関係がこじれていきます。厳しくするだけではうまくいきません。

学校でも障害について理解されず、先生からあれができないこれができないと言われ続けていると、子どもはだんだん大人の言うことを聞くのがいやになり、反抗的になり、ますます言うことを聞かなくなるという悪循環が生まれてきます。

こうなると、もともとの発達障害のために起こる行動以外の問題も出現してきて、援助はますます難しくなり、親子関係はぎくしゃくし、問題はこじれていきます。

うつ状態や不登校など二次障害を引き起こすことも

ときには、子どもがうつ状態になったり、学校へ行きづらくなり不登校になったり、学習面での遅れが目立って、学業不振となったり、問題行動を起こしたりすることもあります。これを二次障害といいます。発達障害の治療では、この二次障害への対応が難しいことが知られています。

二次障害にならないためにも、子どもの特徴に合った適切な、親や教師のかかわり方が重要になってきます。

本来のその子のよさを生かしつつ、子どもが苦手なことに対して有効な手立てを考えていきましょう。子どもの困った症状にばかり気をとられないようにしましょう。

子どもが親にしっかりかわいがられているといつも感じられるように、安心して過ごせるようにすることは、何よりも大切なことです。

アスペルガー症候群の症状から二次障害が起きるメカニズム

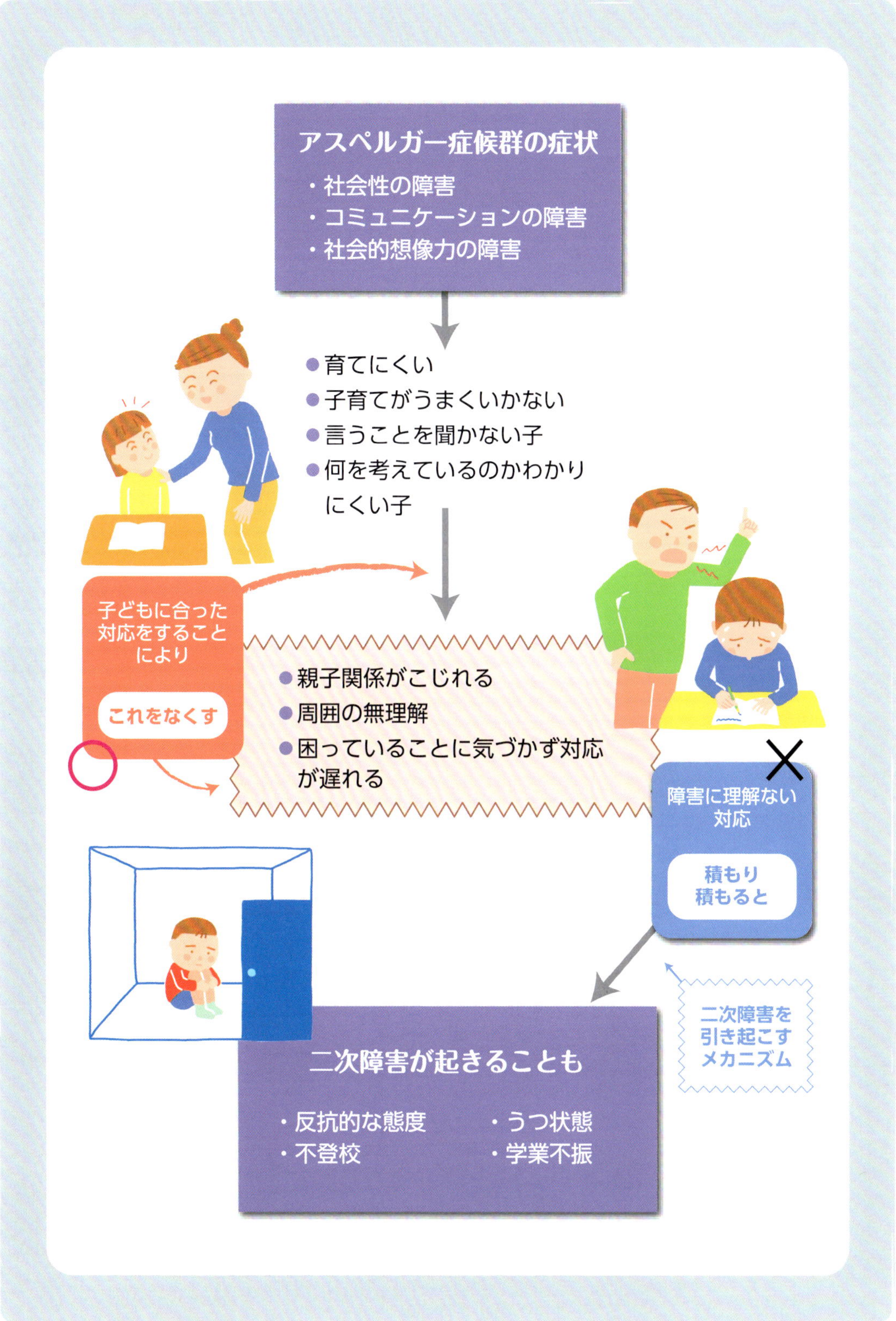
アスペルガー症候群の症状
・社会性の障害
・コミュニケーションの障害
・社会的想像力の障害
●育てにくい
●子育てがうまくいかない
●言うことを聞かない子
●何を考えているのかわかりにくい子
子どもに合った対応をすることにより
これをなくす
●親子関係がこじれる
●周囲の無理解
●困っていることに気づかず対応が遅れる
障害に理解ない対応
積もり積もると
二次障害を引き起こすメカニズム
二次障害が起きることも
・反抗的な態度
・うつ状態
・不登校
・学業不振

わざとやっているのではない行動をうまく見つけ対処するには

アスペルガー症候群は「発達障害」というよりも「発達の偏り」。子どもの特徴を知り、家族の力で子育てしていきましょう。

障害というよりもむしろ発達の偏りと考えたほうが

発達障害というと、なんだか大変なことになったのではないかと不安になるお母さんもいるでしょう。

アスペルガー症候群は、ある意味では自分にも似たところがあると思う人が、少なからずいるもの。特徴が際立ち、とても困っているという場合に、アスペルガー症候群と診断されるのです。障害と名づけるよりは、発達の偏りやでこぼこと見ていくほうが、とり組みやすいと思います。

人とかかわるのが不器用で、興味のないことにとり組みにくく、こだわりが強いことは子どもの生活に大きな影響を与えます。

子どもと親がお互いの気持ちに触れ合い成長していく時間

特に家庭生活では、子どもの特徴をよく知っておくと、これまで対応の難しかった子どもへの対応方法がわかります。特徴を知ることの意義は大きいのです。

アスペルガー症候群の子どもの困った行動を目の当たりにすると、「わざと～している」と思いがちです。わざとやると思うと私たちは子どもの行動に悪意や反抗を感じます。

けれども子どもは本当に意図的に親を困らせようと困った行動をするのでしょうか?アスペルガー症候群の子どもは、実はそんな意図を持たずにやっていることが多いのです。

お母さんが忙しいと気づかず、毎日同じことでかんしゃくを起こす、どうかかわればいいかわからず、兄弟をぶったりけったりするなど不適切な行動で親の注目を集めることがパターン化してしまっている子もいます。

わざとやるのではなく、うまくできないんだ、と考えたほうが、どうすればいいのかという答えに近づけます。

言葉の一部だけを受け止めやすいので、左のページのように、親のメッセージを間違って受けとってしまうことにもなり、要注意。シンプルで、そのまま受け止めても問題のない声かけをしましょう。

わざとやっているのではない行動をうまく見つけ対処しよう

わざとやっているわけではない行動

わざとやる

子どもへのネガティブな気持ちを生む

- □ 忙しいときに困らせる
- □ 毎日同じ困った行動をとる
- □ パパのときはちゃんとやるのに、ママには怒鳴ったり態度が悪い
- □ 人を見て行動する
- □ 兄弟に意地悪をする
- □ 叱られているときに、ふざける、無視する
- □ 人の神経を逆なでする

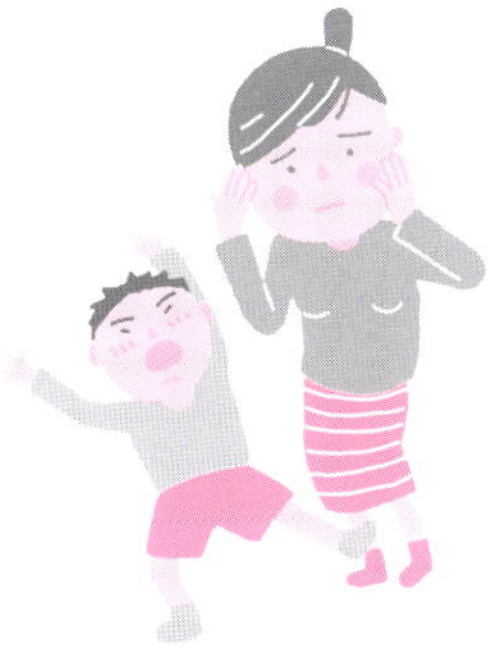

こちらが思っているほど言葉が伝わっていないのでこんなことも起こりやすい

あした もしお天気がよければ
公園に遊びに行こうね

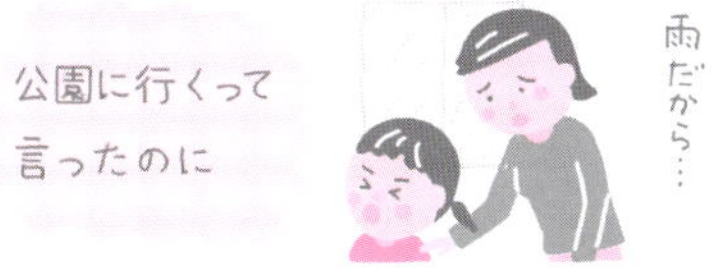
公園に行くって
言ったのに
雨だから…

漢字テストまでちゃんと勉強したら
テレビゲームをやってもいいよ

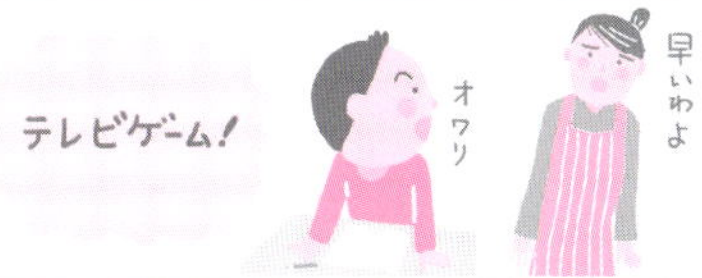
テレビゲーム!
オワリ
早いわよ

あなたの言うこともわかるけど、
友達をたたいちゃ **だめよ**

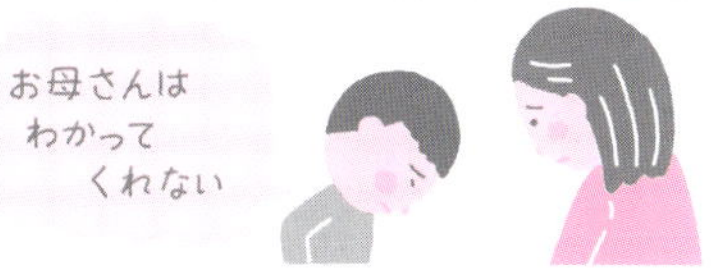
お母さんは
わかって
くれない

お母さんの言うことが聞けないなら
出て行きなさい

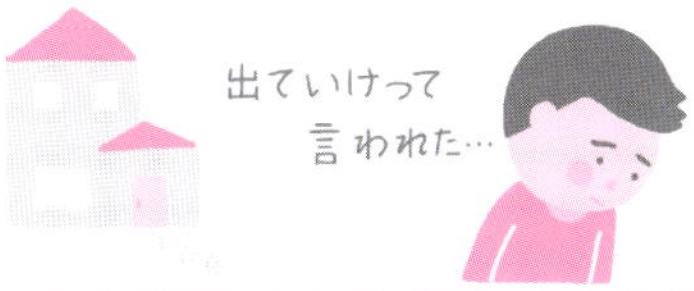
出ていけって
言われた…

そんなに先生の言うことが聞けないなら
先生をたたきなさい

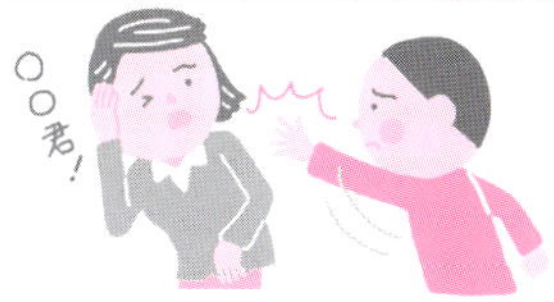
○○君!

「～しなさい」と命令しない

親がアスペルガー症候群の子どもにどのようにかかわるかで、
子どもの様子はどんどん変わります！
「～しなさい」とすぐ命令することはやめましょう。

「～しなさい」というより、スケジュールを決め、行動を調整する

子どもに「片づけなさい」とか「宿題しなさい」と指示を出すことはよくあります。定型発達の子どもであれば、いつも指示をされながらも問題なく育っていくでしょう。

しかし、アスペルガー症候群の子どもは、自分の思ったようにやりたい気持ちが強いものです。好きな活動をやっているとき、たとえばゲームをやっているときに、宿題をやりなさいと言われたら、自分のやりたいことを妨げられたと思いやすいのです。

そのため、お母さんの指示に対して非常に抵抗することがよく見られます。

お母さんがそのときの状況に応じて「～しなさい」と命令するよりも、1日のスケジュールを決めておいて、それに沿って行動を調整するようにしたほうがうまくいきます。

○時になったらゲームをやめる、○時に宿題を始めるなどと、あらかじめ決めておいたほうがうまくいきます。

また、なぜそうすることが大切なのか、必要なのかを、子どもの理解に合わせて、具体的に教えておくことが大事です。

そうするのがあたり前、という親の思い込みどおりにはいきません。

しかし、自分が納得すればきちんとやれる子どももいます。

言われたことしかできなくなる場合も

逆に受動群や孤立群の子どものなかには、言われたこと（理解できることであれば）はやるというタイプもいます。これは、言われなければやらないということでもあります。

常に、指示待ちになってしまいます。これも子どもの成長にとっては、必ずしもいいことではありません。

こうしたタイプの子どもたちも、思春期頃になると自我が芽生えてきて、親の言いなりにはならなくなることもあり、非常に反抗的になったり、扱いにくくなったりすることもあります。

「〜しなさい」と命令していけない訳は

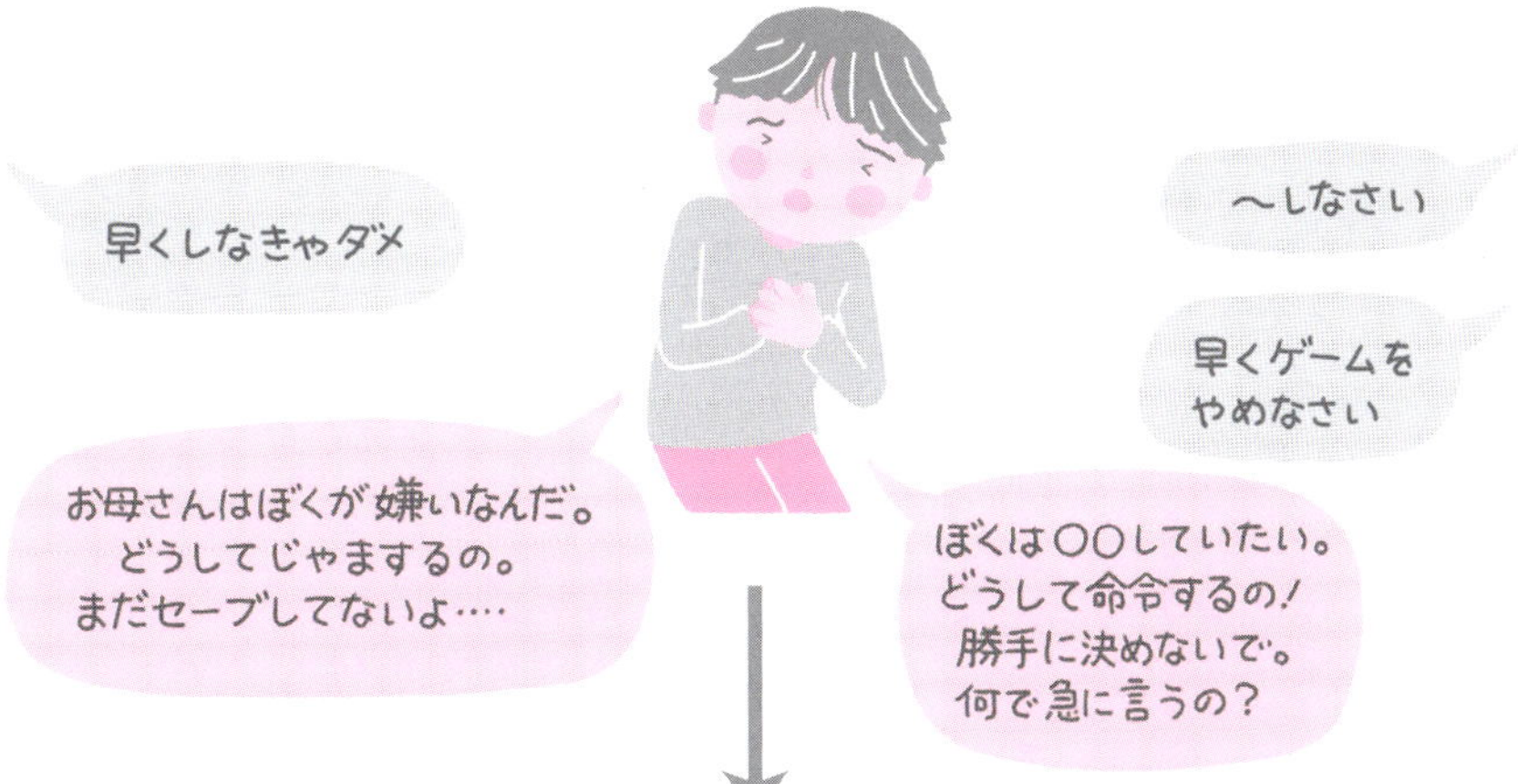
早くしなきゃダメ
〜しなさい
早くゲームをやめなさい
お母さんはぼくが嫌いなんだ。どうしてじゃまするの。まだセーブしてないよ….
ぼくは○○していたい。どうして命令するの！勝手に決めないで。何で急に言うの？

理由をわかりやすく教える

・宿題は学校で習ったことをしっかり身につけるためにします。
・宿題をすると覚えやすくなります。

スケジュール

タイマーの活用

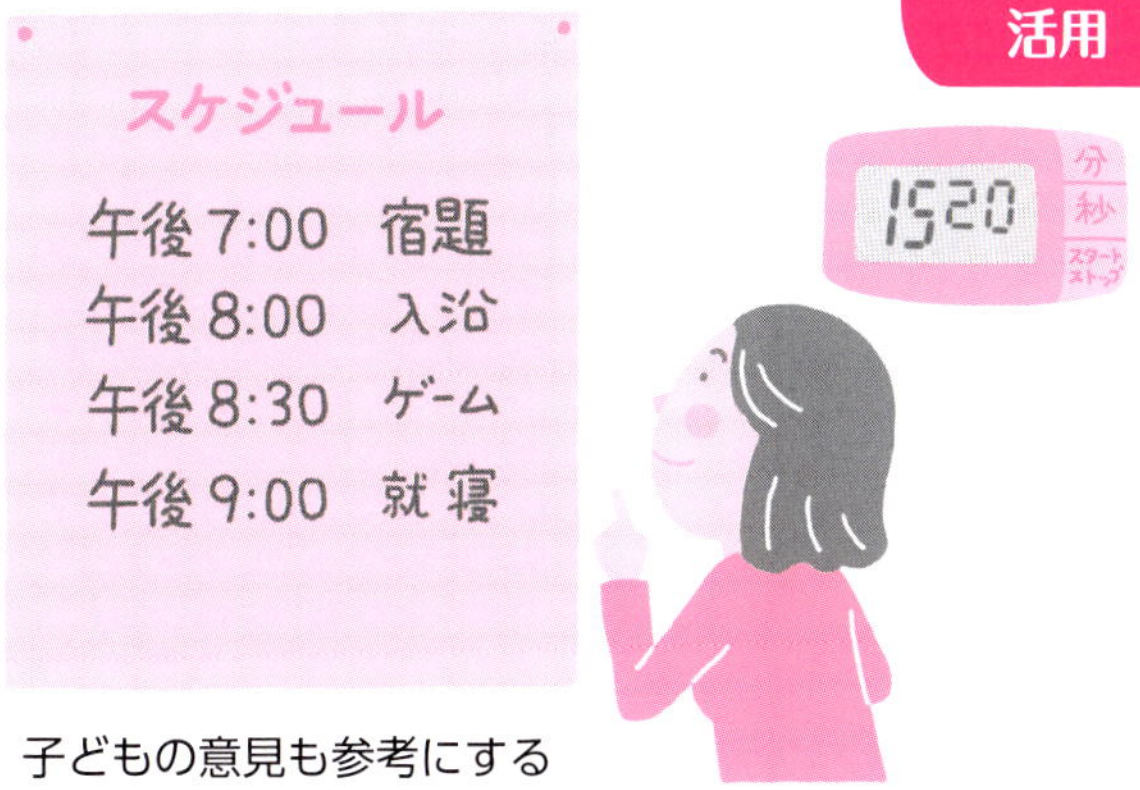
スケジュール
午後7:00 宿題
午後8:00 入浴
午後8:30 ゲーム
午後9:00 就寝
15:20
分
秒

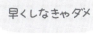

子どもの意見も参考にする

受動群・孤立群の場合

言われたことはやる

・言われなければやらない
・自主性が育たない・いつもお母さんに頼る

子どもを叱るのはやめよう

**「だめ」という単語はもう使わない、
というくらいの気持ちで臨み、
「こうすればいいよ」という情報を伝えましょう。**

親の暴言は子どもの心を深く傷つけ、悪い結果を生むだけ

私たちはどうしてもできないところに目が向いて、「～はやめなさい」「～はだめです」と言ってしまいがちです。

アスペルガー症候群の子どもは「だめ」と言われても、それではどうすればいいのかがわかりにくいという特徴があります。

また、注意されただけなのに、「自分を否定された」と強く受け止めがちなので、よけいにうまくいきません。

叱っているうちに、つい「あんたにはうんざり」などと暴言を吐いてしまう人もいます。これは子どもの行動を変えることができないだけでなく、子どもは自分を否定されたと感じて、望ましくない方向へと行動をエスカレートさせるだけです。

言葉で傷つけることは、たたくことと同じくらい、子どもに傷を与えます。ネガティブな言葉を口にしないことです。

「だめ」と言うのはもうやめよう

「そんなやり方じゃだめ」と言うのではなく、「こうすればいいよ」という情報を伝えましょう。やるべきことをポジティブな言葉で具体的に伝えれば、子どもにとってわかりやすいだけでなく、否定的な感情を引き起こしにくいので、子どもも受け入れやすいのです。

「だめ」という単語はもう使わない、というくらいの気持ちで臨みましょう。

時間を見つけて、子どもにどんな言い方をすればいいのかを考える時間をつくって、子どもと話すときのシナリオを準備しましょう。慣れないと、アドリブではなかなかうまくいきません。

同じことを言うのにも、子どもが受け止めやすい言葉を選ぶことも大事です。

「～したのはとてもよかったね」「～はこうするともっといいかもしれないよ」というように、よかった部分にスポットライトを当てると、改善したほうがいい部分も受け入れやすくなります。

「暴言・怒鳴る・言葉で傷つける」をやめる

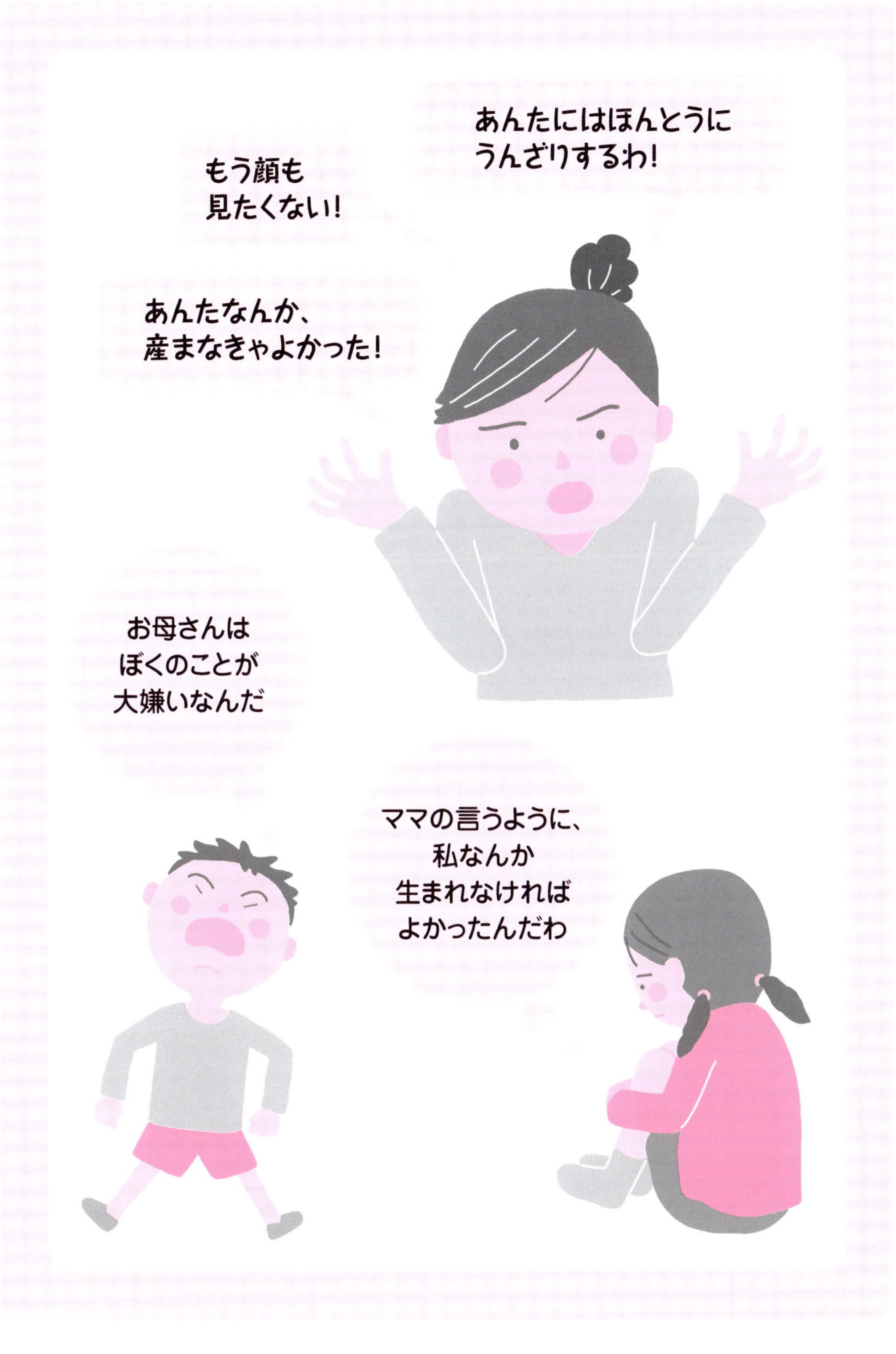
あんたにはほんとうにうんざりするわ!
もう顔も見たくない!
あんたなんか、産まなきゃよかった!
お母さんはぼくのことが大嫌いなんだ
ママの言うように、私なんか生まれなければよかったんだわ

子どものいいところを見つけてほめましょう

いいことをしたら、どんなに忙しくても手を止めて、しっかりほめることが大切。適切なほめ言葉を用意しておきましょう。

できるだけ具体的にほめることがポイント

アスペルガー症候群の子どもは、いろいろ注意を受けがちです。注意してばかりでは、子どもといい関係をつくるのは難しいもの。

子どものいいところに目を向けてほめるというのは、とても大事な作戦です。しかし、実際にほめるのはなかなか難しいものです。

ただ「いい子ね」とか、「がんばったね」ではなく、何をがんばったか、どこがよかったかをできるだけ具体的に、心を込めてほめることがポイントです。

そうしないと、子どもはお母さんが口先だけでほめていると感じたり、本当にはそう思っていないのではないかと感じたりします。

ただし、ほめることがいいといっても、何でもやみくもにほめればいいわけではありません。アスペルガー症候群の子は言葉を鵜呑みにしやすいという特徴があります。「天才だね」「すごい、最高」などと軽いノリで言っているだけなのに、過剰な自信を持ってしまい、あとでつじつまが合わなくなり、かえって苦しむということにもなりかねません。

いいことをしたら手を止めてすぐにほめる

ほめるときは、ほめられる子どもがうれしく感じ、ほめているほうも本当にうれしい、よかったと思うようにすると効果が出やすいでしょう。

ほめるタイミングも大切。いいことをしたときは、すぐにほめます。どんなに忙しくても、「ちょっと待ってね」と言わず、手を止めてしっかりほめることが、大事なのです。

いいことをした、そのタイミングを逃さないように。すぐほめないと効果は激減します。時間がたってほめられても、子どもは何をほめられているのかを忘れてしまいます。

できてあたり前のことでも、惜しまずにどんどんほめるようにしましょう。

そのとき、「いつもこうだといいんだけどね」などと皮肉をまじえず、スカッと気持ちよくほめましょう。

ほめ言葉を増やそう〜ほめ言葉ボキャブラリ〜

適切なほめ言葉は子育ての肥料

以下にいくつかのほめ言葉をあげました。

よく使っている言葉に○印を、これから使いたい言葉に◎印をして、書き足していきましょう。

心を育てるほめる言葉辞典

その子がすべきことをしているとき

- □〜ができて、よくがんばったね。
- □集中していて、えらいね。
- □すぐ始めるのは、かっこいいね。
- □〜をして、とてもよかったと思うよ。
- □（テストなどで）よくがんばったね。
- □（テストなどで）おしかったね。
- □〜が元気にやれたね。
- □〜をがんばっているのがよくわかるよ。
- □この字、きれいに書けたね。
- □この問題、しっかり解けたね。
- □この調子。
- □よく粘りましたね。

してくれたことに対して

- □〜してくれたから、うれしいわ。
- □〜してくれたから、助かるわ。
- □〜してくれたのね。やさしいね。
- □〜してくれて、とてもよかった。
- □〜してくれたから、みんなが喜ぶね。
- □おいしいっていってくれたから、またがんばるね。
- □ちゃんとたたんでくれて、気持ちがいいね。
- □〜ちゃんが洗ってくれたお風呂、いい気分だよ。

具体的に、ポジティブに

- □〜が上手だね。
- □その言い方、かっこいいね。
- □〜でがまんできたのは、すごいよ。
- □仲よく遊んでいるね。
- □楽しそうにしているね。
- □いいことを言うね。
- □思いっきりやったね。
- □〜はいい考えだね。
- □〜はいいアイディアだわ。
- □さすが、◆◆ちゃん。
- □〜して、すごいね。
- □〜して、えらいわ。
- □〜をがんばってたから、うれしかったよ。
- □こんないいとこがあったのね。

ボディランゲージ

- □手をたたく
- □Vサイン
- □ハイタッチ
- □サムアップ（親指を立てる）
- □両腕で○を作る

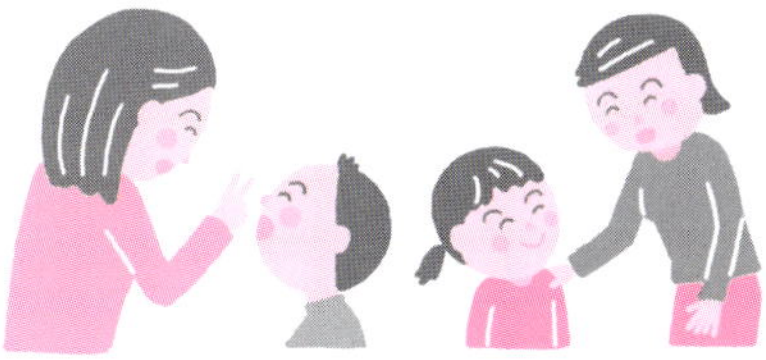

こじれた親子関係を修復する魔法の時間「スペシャルタイム」

親が子どもの遊びに加えてもらう時間。子どもの様子をポジティブにコメントすることがポイントです。子どものかわいらしさ、愛らしさを再発見しましょう。

スペシャルタイムは子どもとの絆を強める魔法の時間

この頃ゆっくり子どもと遊んでいないな、叱ってばかりでかわいそう、なんとか子どもともっといい関係になりたい――。

そんなときには、「スペシャルタイム」がおすすめです。

できるだけ毎日20分くらい時間を決めておくとやりやすい

スペシャルタイムでは親が子どもの遊びに加えてもらいます。

できるだけ毎日（難しければ週5日を目標に）、20分くらいやってみましょう。時間を決めておくとやりやすいです。お母さんが忙しくない余裕のある時間を選びます。

子どもが好きな遊びをやっているときに「お母さんも一緒にやっていい？」と聞いて参加しましょう。

遊びを仕切るのは子ども。お母さんは仲間に入れてもらう立場です。

遊びながら子どものじゃまにならないように、「楽しそうね」「かっこいいのが作れたね」「きれいだね」などと、子どもの様子をポジティブにコメントします。

このコメントは重要。子どもは認められていると感じます。

子どもの遊びが尊重されていることが大事です。

お母さんもつい遊びに夢中になって、子どもにあれこれ指図したり、お母さんのやり方のほうがいいよなどと、お母さんが主導権を握ったりしないよう気をつけましょう。

左ページに遊びのリストを作りました。

まずは1週間続けてみましょう。

子どもに少しずつ変化が現れてきます。

＊表情が明るくなる
＊反抗的な態度が減る
＊よく話をするようになる　など。

テレビを消して、電話も留守電モードにし、携帯電話もしばらく出ないで、子どもが楽しく遊ぶ姿をよく観察し、じっくりと子どもの気持ちに寄り添ってみましょう。

魔法の時間「スペシャルタイム」の遊び方リスト

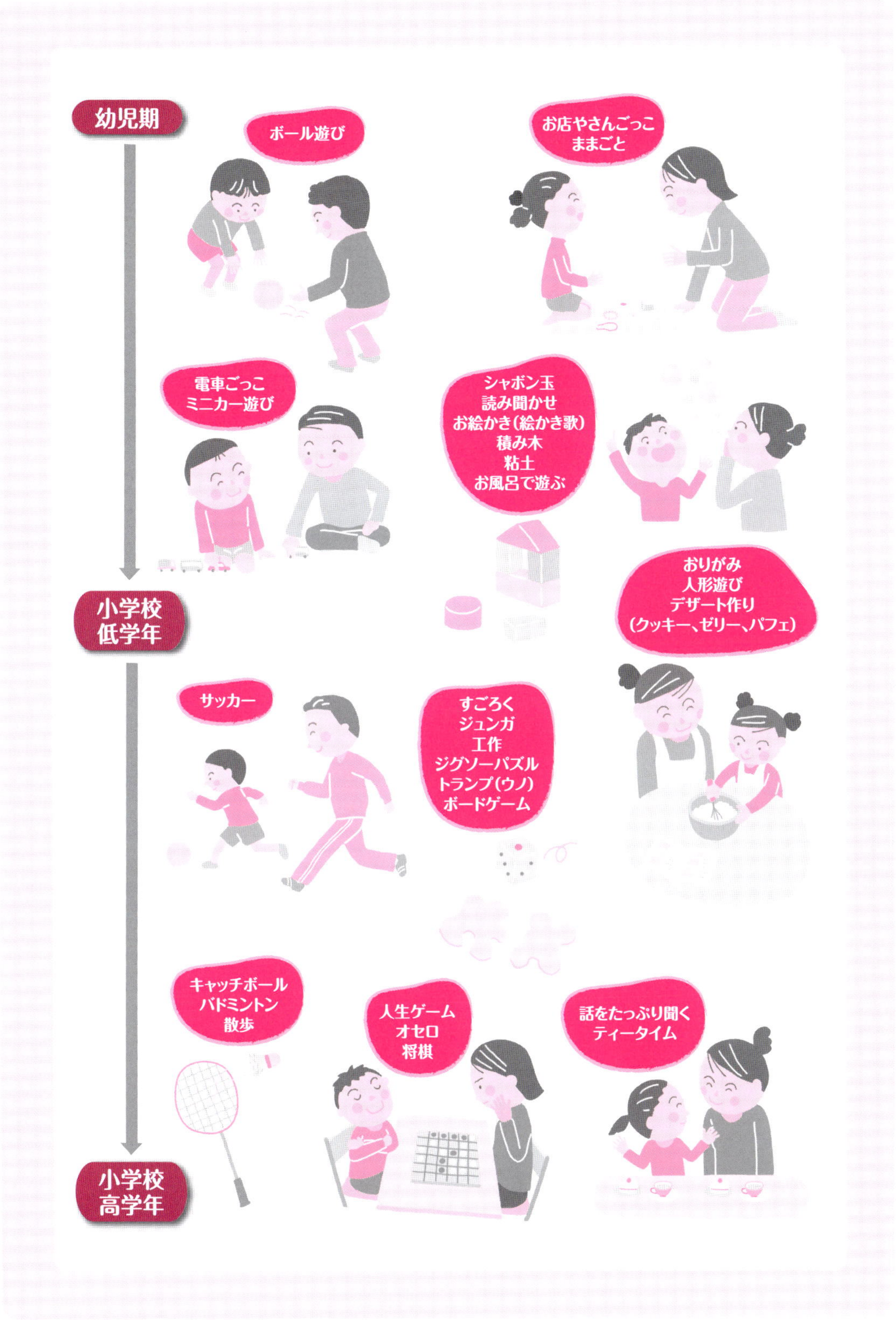
幼児期
ボール遊び
お店やさんごっこ
ままごと
電車ごっこ
ミニカー遊び
シャボン玉
読み聞かせ
お絵かき(絵かき歌)
積み木
粘土
お風呂で遊ぶ
小学校
低学年
おりがみ
人形遊び
デザート作り
(クッキー、ゼリー、パフェ)
サッカー
すごろく
ジェンガ
工作
ジグソーパズル
トランプ(ウノ)
ボードゲーム
キャッチボール
バドミントン
散歩
人生ゲーム
オセロ
将棋
話をたっぷり聞く
ティータイム
小学校
高学年

Column

新しいカテゴリー「自閉症スペクトラム障害」とは

2013年にアメリカ精神医学会による精神疾患の診断・統計マニュアルが改定され、DSM-5として発表されました。

それまでのDSM-Ⅳ-TRとは大きな違いがあります。DSM-Ⅳ-TRでは広汎性発達障害（PDD）のなかに、自閉性障害、アスペルガー障害、特定不能の広汎性発達障害などが含まれていましたが、DSM-5ではそれらが自閉症スペクトラム障害（ASD）として一つのカテゴリーにまとめられました。

これまで使われていた、広汎性発達障害やアスペルガー障害などという疾患名は使われないこととなりました。

社会性の障害や言語および非言語のコミュニケーションの障害、人間関係の形成や維持の障害といった特徴を持ち、行動や興味、活動が限定的で反復的であることや感覚の過敏さなどを共通の症状として持つ発達障害として、自閉症スペクトラム障害のなかにすべてまとめられました。

また、重症度の水準を３つのレベルに分けることになりました。

レベル３：非常に十分な支援を要する

社会的コミュニケーションの技能に非常に欠陥があり、対人交流が極端に困難で、反復的な行動が強く、切り替えが極端に悪く、強い苦痛を伴うもの。

レベル２：十分な支援を要する

社会的コミュニケーション技能に著しい欠陥があり、単文しか話せないとか、行動の柔軟性がなく変化に対処することが困難。

レベル１：支援を要する

適切な支援がないと、社会的コミュニケーションの欠陥が目立った機能障害を起こす。完全な文章が話せても会話のやりとりができなかったり、友達作りがうまくいかなかったりする。行動の切り替えが困難。

また、診断名も、自閉症スペクトラム障害と自閉スペクトラム症の２つの名称のいずれかが使われるようになります。

この本ではこれまでなじんできた自閉症やアスペルガー症候群といった名称を使って説明していきます。

ADHDとの合併もあることに

また、DSM-Ⅳ-TRまでは広汎性発達障害とADHDは合併しないという決まりになっていました。ADHDの症状があっても広汎性発達障害の診断が優先され、ADHDとは診断しない決まりでしたが、DSM-5では2つの合併が認められることとなりました。

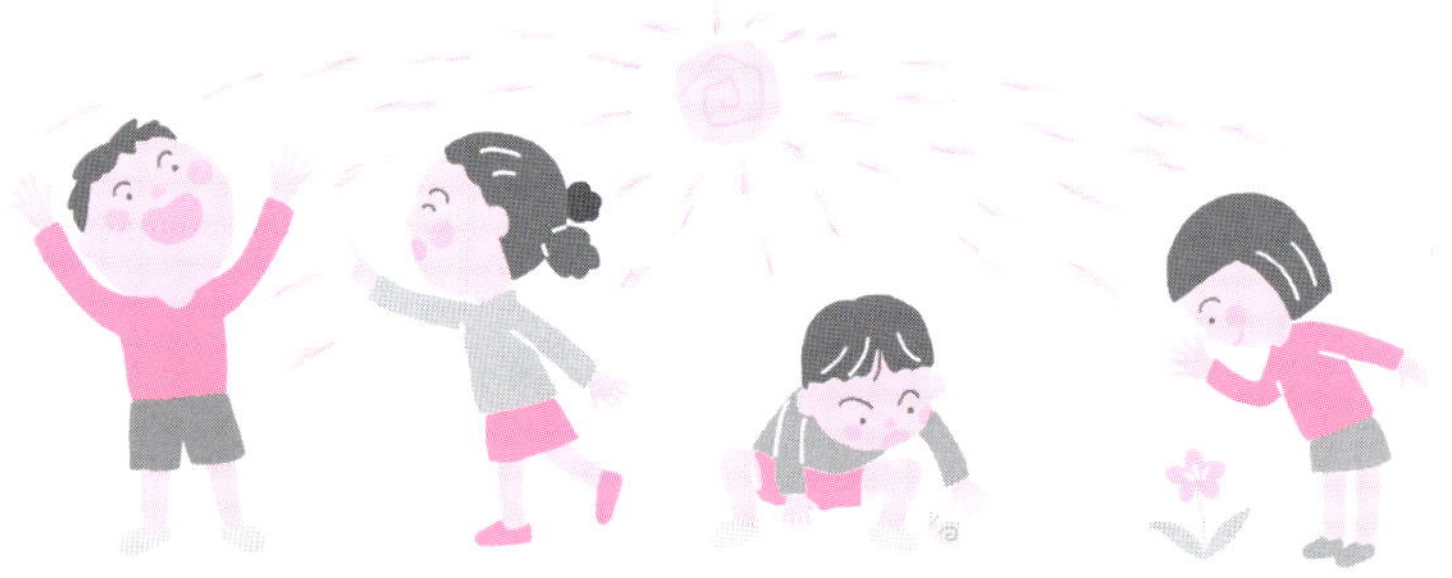

PART 2

潜在能力を引き上げ、問題行動をストップさせるために家庭でできること

〈コミュニケーションをとるための基本の「き」〉①

呼ばれたらそちらを見る、返事をする

アスペルガー症候群の子どもは話すことはできるけれど、
会話のキャッチボールができません。
コミュニケーションのとり方を、根気よく一つひとつ教えてあげましょう。

名前を呼ばれたら、そちらを見る練習を

アスペルガー症候群の子どもは、人からのかかわりかけに反応が少なかったり、まったく反応しないこともあります。

呼びかけても返事をしない、話しかけても気づかないように見えるということもよくあります。

人からの働きかけに応じるという基本をまず育てていきたいものです。

遊びに夢中になっていないときに、子どものすぐそばに行って「○○ちゃん」と呼びかけてみましょう。

そして「ママのほうを見てね」と穏やかに言います。何度か、同じことを繰り返してみましょう。

できるようになったら、少し距離を離して同じようにやってみましょう。家以外の場所でも、名前を呼ばれたら、呼ばれたほうを見るという練習をしましょう。

呼ばれたら、「はい」と言う練習を

次に、名前を呼ばれたら「はい」と答える練習をします。

はじめのうちは「はい、は?」などと促さないと言えないかもしれませんが、繰り返していくうちに、だんだん促さなくてもできるようになります。

少しできるようになっても、また元に戻ってしまうこともあります。そんなときには「何か言うんだよね…?」「は…?」などと声かけしてあげると、「はい」と言えるかもしれません。

できるようになったら、少し距離をあけて同じように名前を呼んでみましょう。違った場面でも、名前を呼んで、「はい」のパターンを繰り返していきます。

お母さんやお父さん同士も、名前を呼んで「はい」と返すパターンを何度も子どもに見せてあげましょう。

アスペルガー症候群の子にとって、いいお手本になります。

呼ばれたらそちらを見る練習

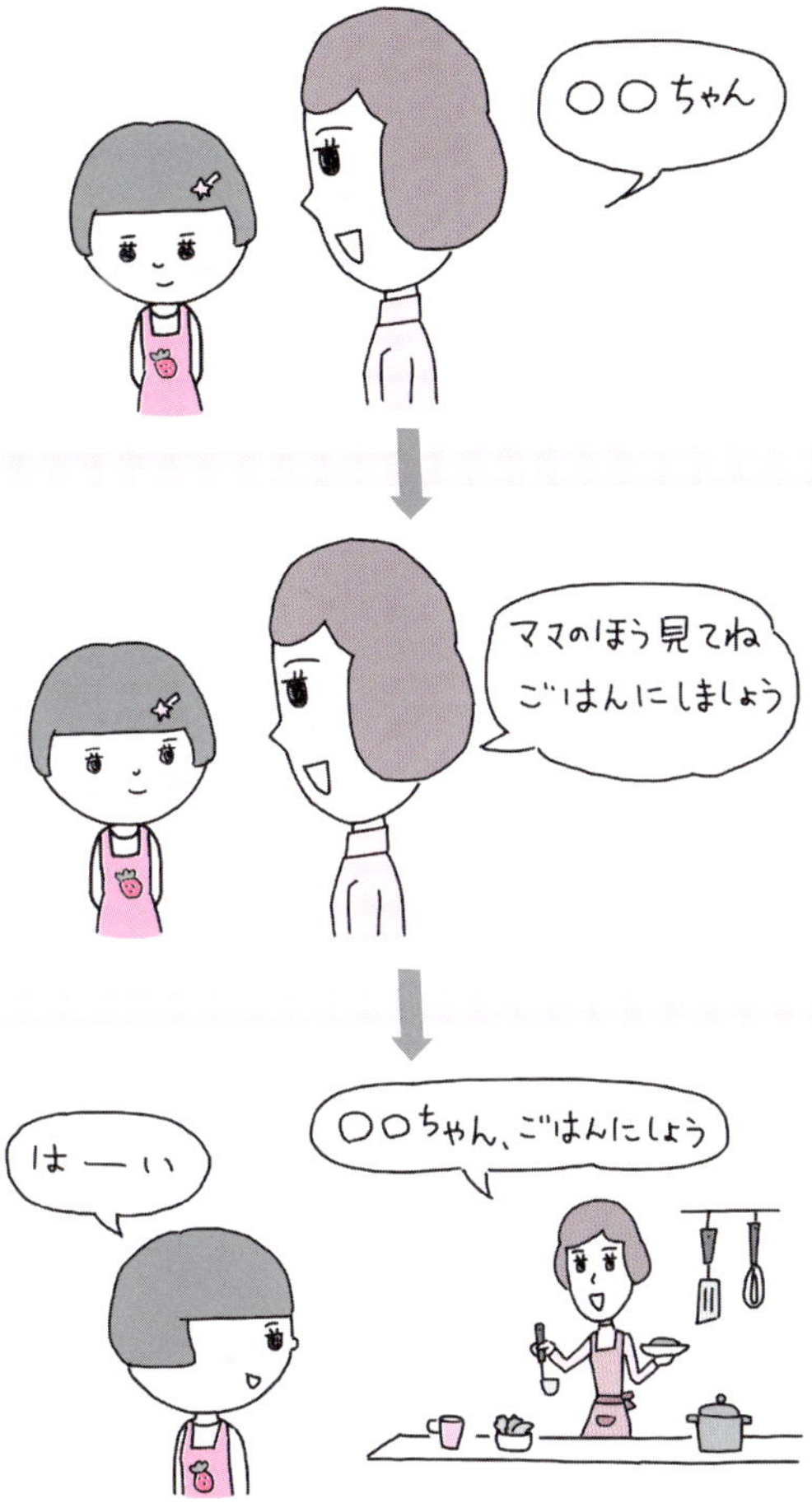
○○ちゃん
ママのほう見てね
ごはんにしましょう
○○ちゃん、ごはんにしよう
はーい

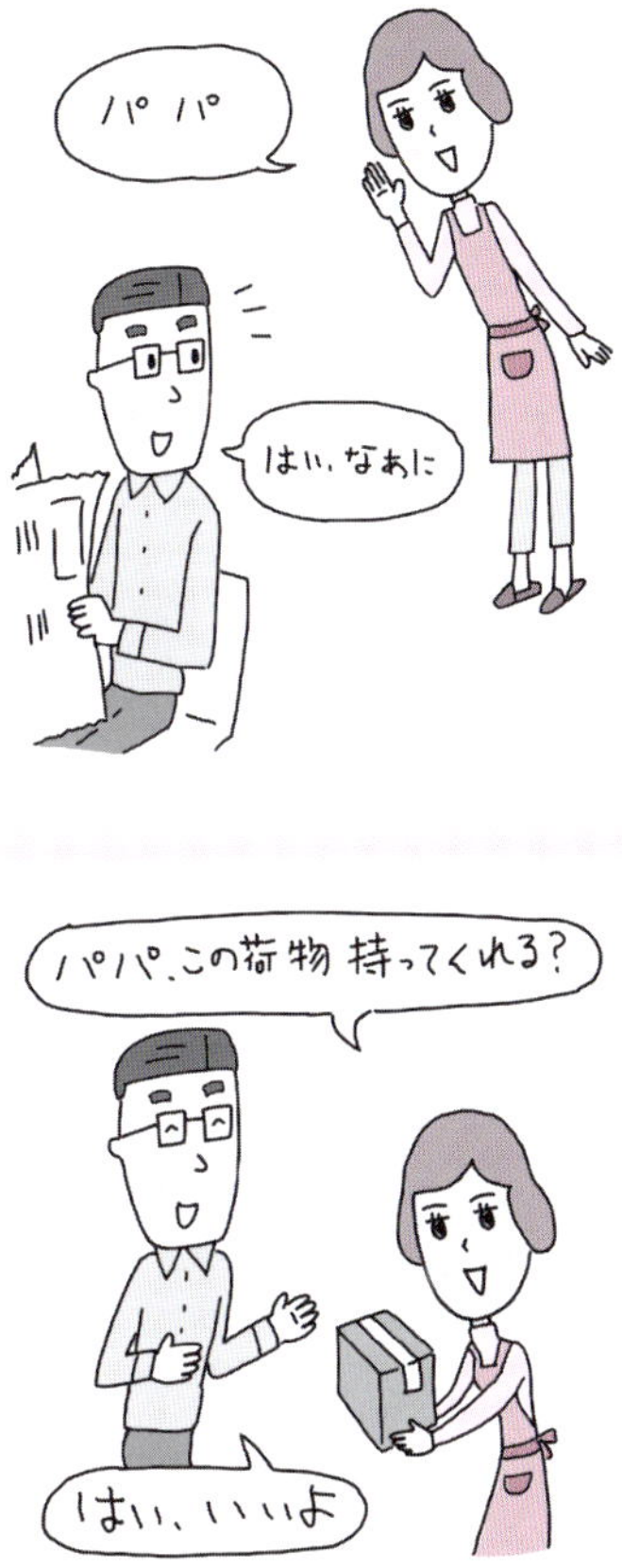
パパ
はい、なあに
パパ、この荷物持ってくれる?
はい、いいよ

まず、お父さんとお母さんがお手本をみせよう。

幼児期のコミュニケーションの教え方

呼ばれたら「はい」と答える

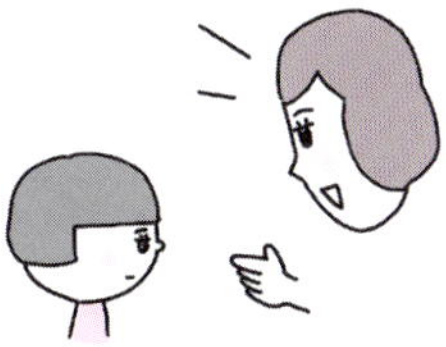

まず、注意を引きつけて

①名前を呼び、「はい」と言うよう促す
②何度も繰り返す
③「は…」とはじめの1音を言って促す
④お母さんも、呼ばれたときに「はい」で答える

視線を使う

まず、そばに行って十分注意を引きつけて

①「ママのお顔を見てね」と言ってから話す
②会話のたびに、繰り返す
③必ずしも「目を見て」と言わなくてもいい。
「顔のあたりを見る」くらいでもOK

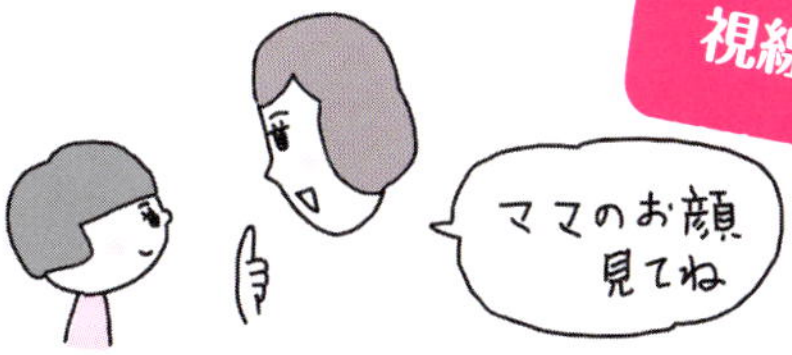
ママのお顔
見てね

〈コミュニケーションをとるための基本の「き」〉②

「おはよう」「こんにちは」「さようなら」を言おう

「おはよう」「こんにちは」「さようなら」はあいさつの基本。お父さんとお母さんが毎朝「おはよう」と、相手のほうを見て言うと、子どもにも身につきやすいものです。

あいさつは定番のコミュニケーション、決まったあいさつを練習しよう

「おはよう」や「こんにちは」、「さようなら」などのお決まりのあいさつを練習します。

あいさつは、形の定まった定番のコミュニケーションの形。マスターしやすく、いろいろな場面で使えるので、役に立ちます。

朝、起きたら「おはよう」と言います。

ここでも家族同士がそれぞれ、「おはよう」を言い合っている様子を子どもに見せましょう。お父さんとお母さんが毎朝「おはよう」と言っていれば、子どもにも身につきやすいのです。

家族がやってみせるとまねしやすい。必ず相手の顔を見て

自分と相手のやりとりよりも、ほかの人同士のやりとり、たとえばお父さんとお母さんのやりとりを見るほうが、子どもは学びやすいものです。

アスペルガー症候群の子どもは、自分の様子を客観的にみるのは難しいものです。人の様子からは学べても、自分の様子を観察するのは難しいからです。

次に「こんにちは」を教えます。おけいこ事に行ったときや病院に行ったときなどにも、「こんにちは」と言うように教えていきます。

同じように、「さようなら」を教えていきます。「さようなら」と言うときは、特に相手のほうを見ることが大事です。

診察室で「さようなら」と言う大人や子どもの多くが、私でなくドアに向かってあいさつしているのには、苦笑いしてしまうことがよくあります。

あいさつでまわりの人を意識させる

定番のあいさつをしているだけで、まわりの人を意識させることができます。相手を意識し、ひとこと言うという練習ができるのです。

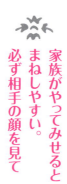

あいさつのやり方を教えよう

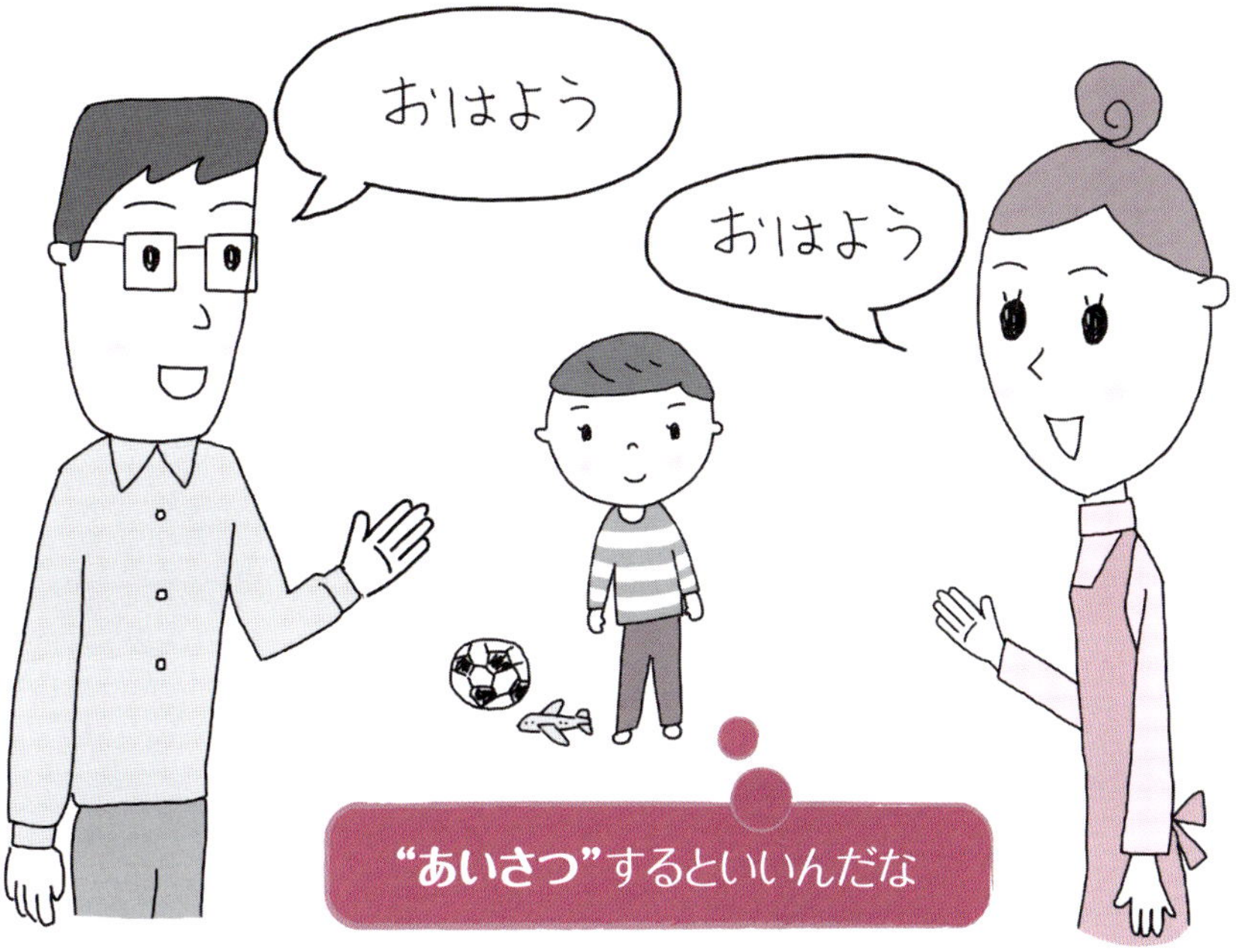

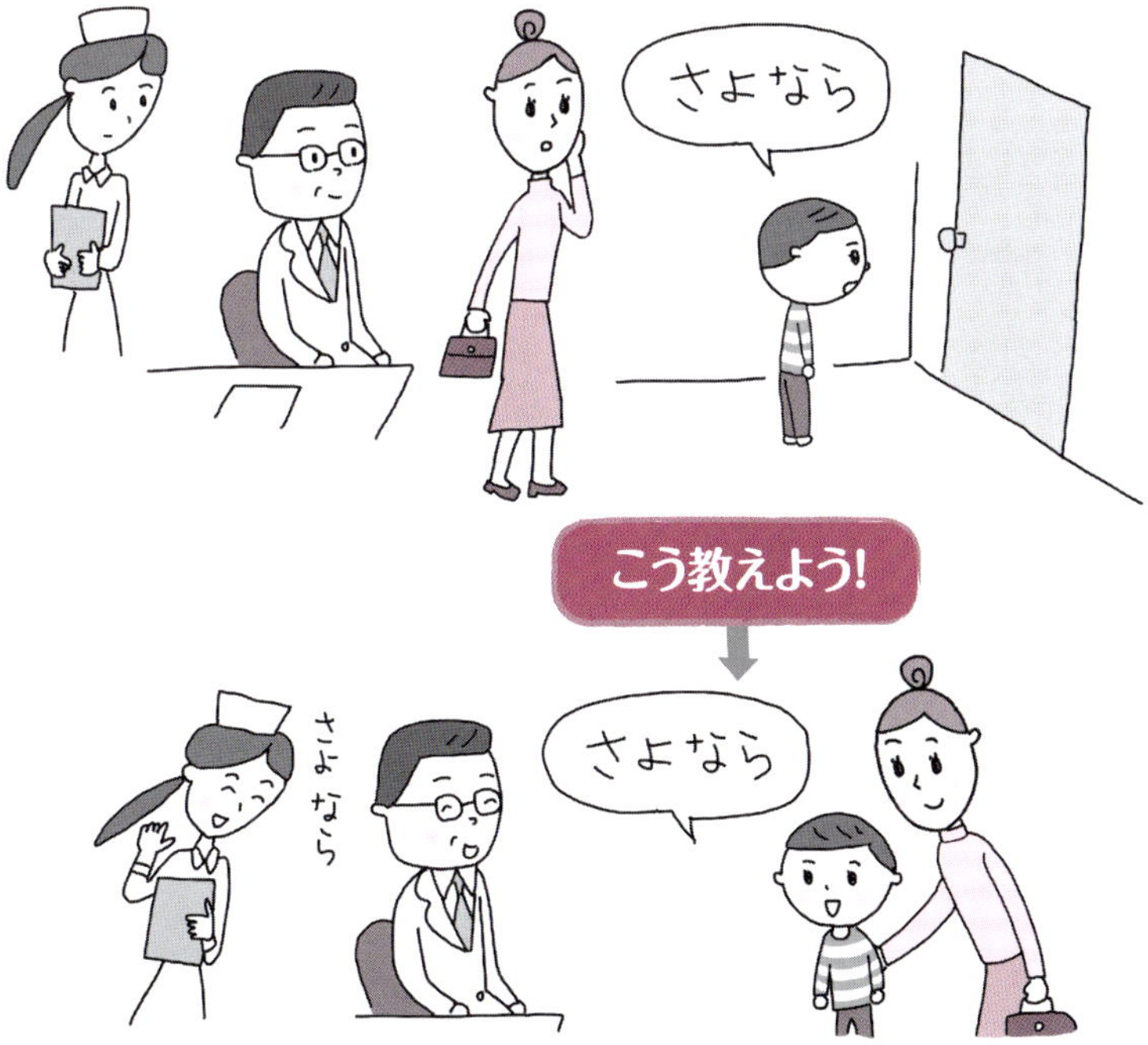

〈コミュニケーションをとるための基本の「き」〉③

「ありがとう」を言おう

**「ありがとう」は魔法の言葉。
「ありがとう」と言えると、
まわりの人もその子に力を貸してあげたくなります。**

「ありがとう」と言えると、まわりの人も力を貸してあげたくなる

「ありがとう」は魔法の言葉です。そう言われただけで、してあげてよかったと思います。また何かしてあげようと思うこともあります。もしその言葉がなければ、してあげた人は報われない気持ちになります。

はじめは形だけで、気持ちを込めて言えなくても、やっているうちに少しずつ上手になります。

「ありがとう」と言えると、まわりの人もその子に力を貸してあげたくなります。ちょっとした配慮をするにも、快くしてくれます。

また、次の機会に助けてあげようと考えます。困っていたら、どんなふうにすればその子にとって過ごしやすくなるかを考えたくなります。

もし「ありがとう」が言えないと、まわりの人はその子に対して否定的な思いになるかもしれません。せっかくしてあげたのに、役に立たなかったのかなと思ったりもします。

サポートをするのが仕事で、アスペルガー症候群などの障害について十分に理解している人でも、「ありがとう」と言えない人に対して援助をすることは難しいと感じるときもあります。

そのくらい、この言葉は大きな仕事をしているわけです。

いろいろな場面で「ありがとう」を言う練習を

アスペルガー症候群の子どもに限らず、最近の子どもたちは大人にいろいろしてもらうのがあたり前になってきていて、あまり「ありがとう」を言わなくなっているように感じます。

人に何かしてもらったときに「ありがとう」と言うことは、人間としてあたり前のこと。転んで手を貸してもらったとき、物をもらったとき、お店であたり前のサービスをしてもらったとき、レストランでお水を注いでもらったときでも。いろいろな場面で「ありがとう」を言う練習ができます。

「ありがとう」を言おう

何かしてもらったら「ありがとう」と言う

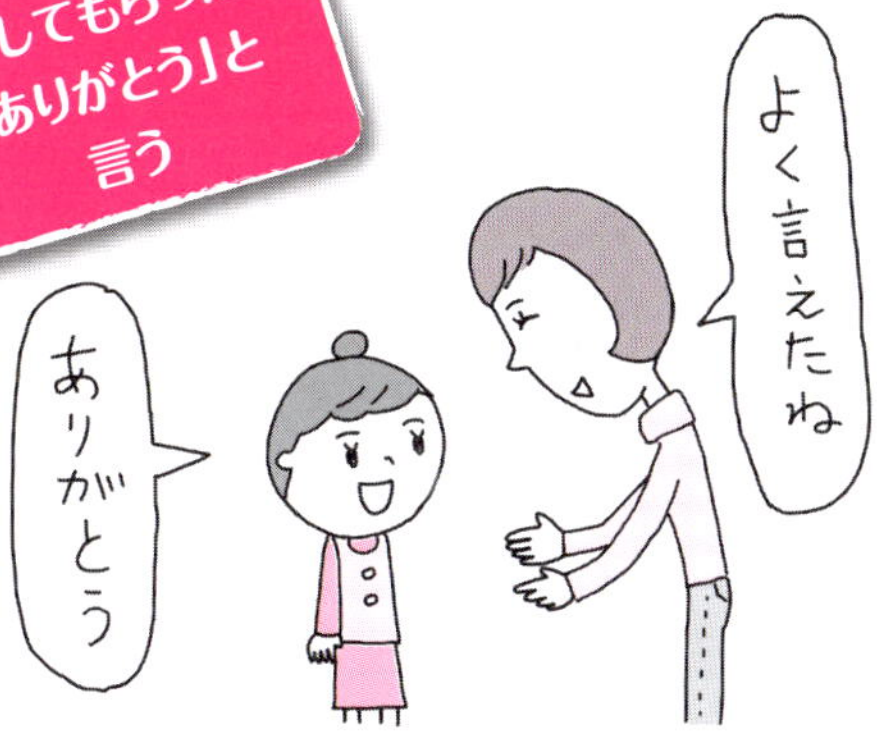

①はじめは「ありがとうって言おう」と促す。
言えたら「よく言えたね」とほめる

②同じような場面を何度も繰り返す

③「あ……」と、はじめの1音を言って促す

④だんだん促さなくても言えるようになる

⑤お母さんも子どもがしてくれたことに、
必ず「ありがとう」で答える

「ありがとう」と言うと相手はこう思う

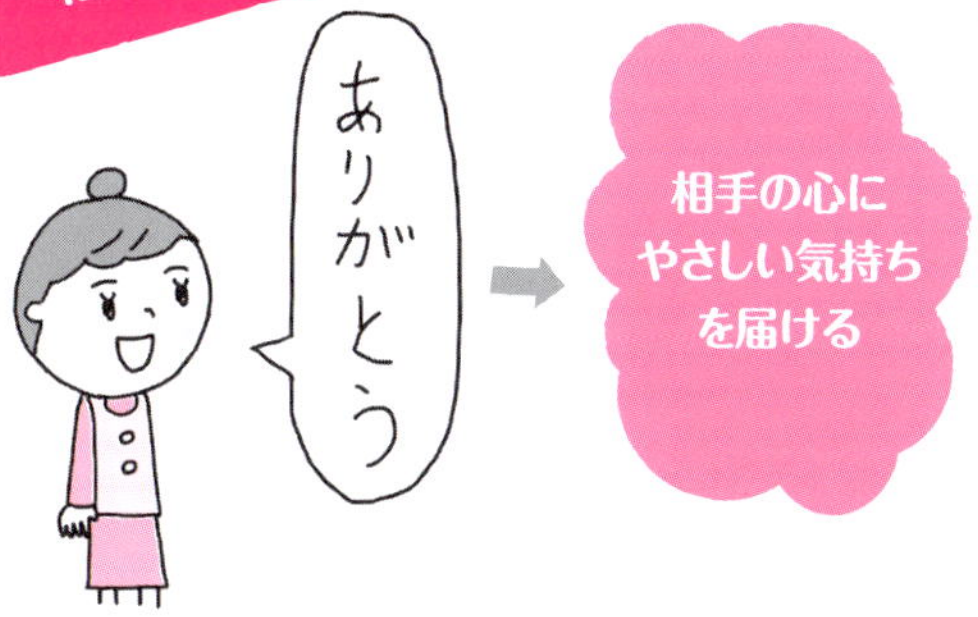

相手が感じること

➡気持ちいい
➡感じがいい
➡よかったね
➡手伝ってよかった
➡喜んでくれてうれしい
➡また、助けてあげようと思う

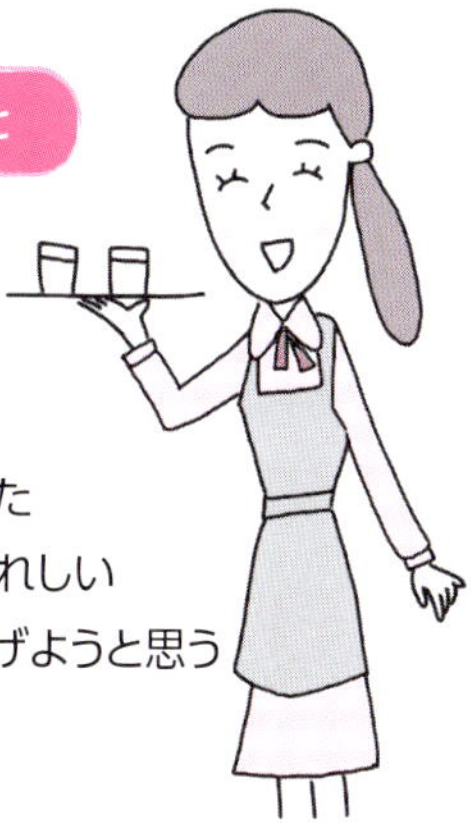

言わないと相手はこう思う

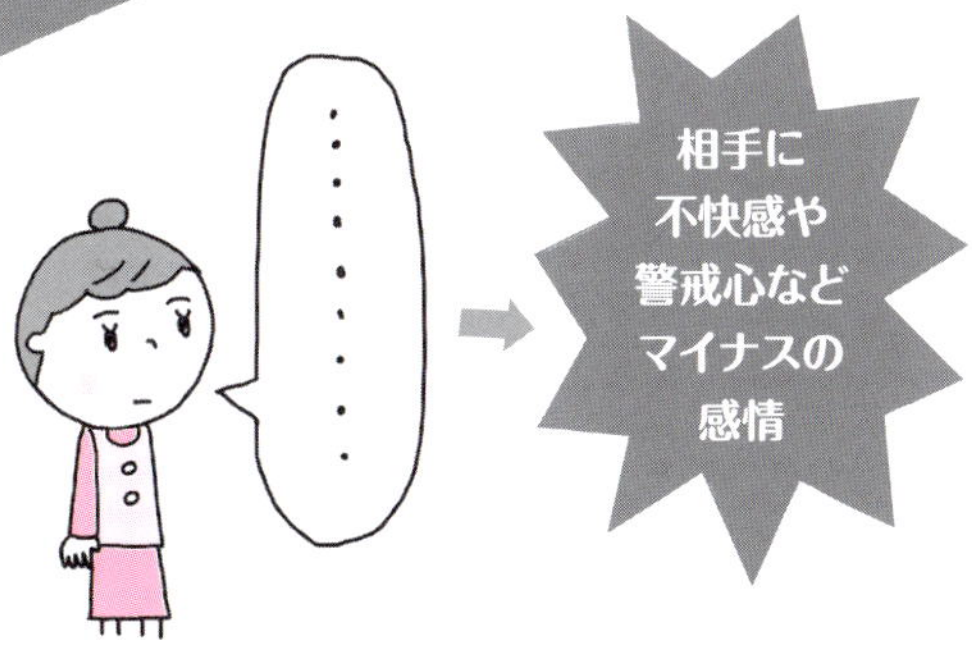

相手が感じること

➡感じが悪い
➡いばっている
➡やらなければよかった
➡「いや」だったのかしら
➡なんで私ばかり、
気を遣わないと
いけないの？

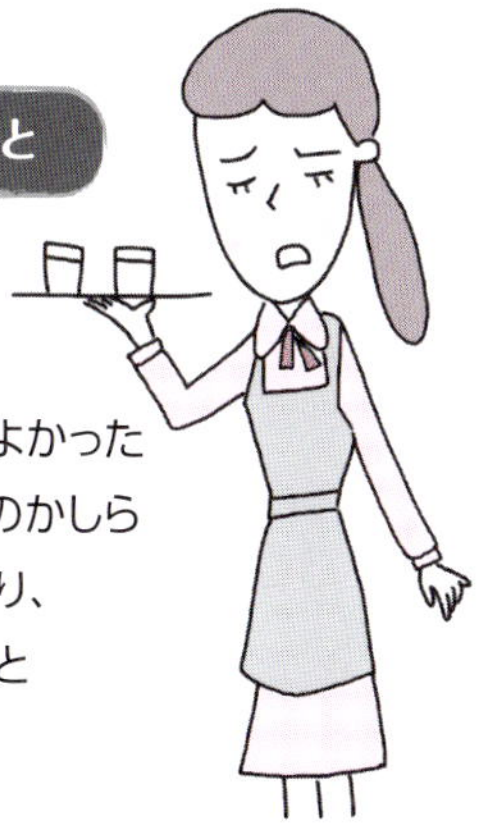

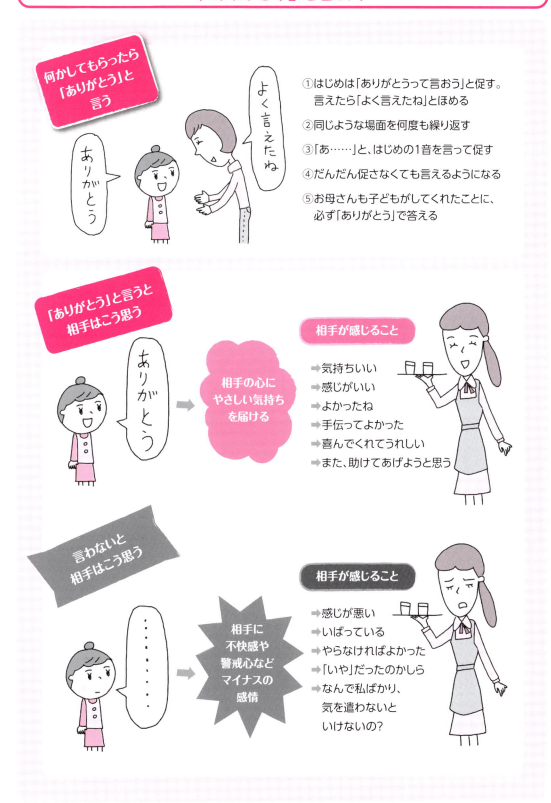

〈コミュニケーションをとるための基本の「き」〉④

助けてほしいと言えるように教えよう

アスペルガー症候群の子どもは、困っていてもまわりに気づかれにくいもの。「教えて」「助けて」「手伝って」というヘルプサインを出せるように教えましょう。

ヘルプサインを出せるようにする

アスペルガー症候群の子どもは家庭で、学校で、いろいろなサポートを必要とすることがよくあります。

授業中に何をすればいいかがわからず、かたまってしまう子ども、クラスメートに意地悪をされ学校に行くのがつらくなった子どもなど、アスペルガー症候群の子どもは、困っていてもまわりに気づかれにくいもの。

アスペルガー症候群の子にとって、「教えてください」「助けてください」というヘルプサインを出せるようになることはとても大事なことなのです。

はじめから言葉で言うのは難しいかもしれません。そんな場合には名刺大くらいの厚紙に「教えてください」などと書いて、机の隅に置くように、あらかじめ決めておくのもいいでしょう。それを掲げて先生に気づいてもらいやすくするのもいいかもしれません。

どうすればいいかがわからないまま過ごすのは苦しいもの。アスペルガー症候群の子どものなかには、そんなふうに必要なコミュニケーションをとれない子がいることを、まわりが知っていてあげたいものです。

「困ったことが起こっても、自分で何とかしなければいけない」と言うのは簡単ですが、それが難しいのがこの子たちなのです。

家庭ではこんな工夫を

いやなことがあっても「ねえ、お母さん。今日、私、すごくいやだったんだよ」と言えないこともあります。

そんなときは不機嫌だったり怒りっぽかったり。気持ちを言葉にするのは難しいのですが、毎日短い時間でも学校のことを聞いたり、「困ったときは言ってね」という雰囲気を日頃からつくったりして、備えておきましょう。家庭でも「学校でいやなことがあった」「勉強で困ることがある」「悲しい」などのカードを作って、それを手渡してもらい、話のとっかかりにしてもいいでしょう。

「手伝って」「教えて」も重要

**困ったとき、どうしたらいいのかわからないとき、
ほかの人に助けを求められるように練習しよう**

ヘルプサインを出す

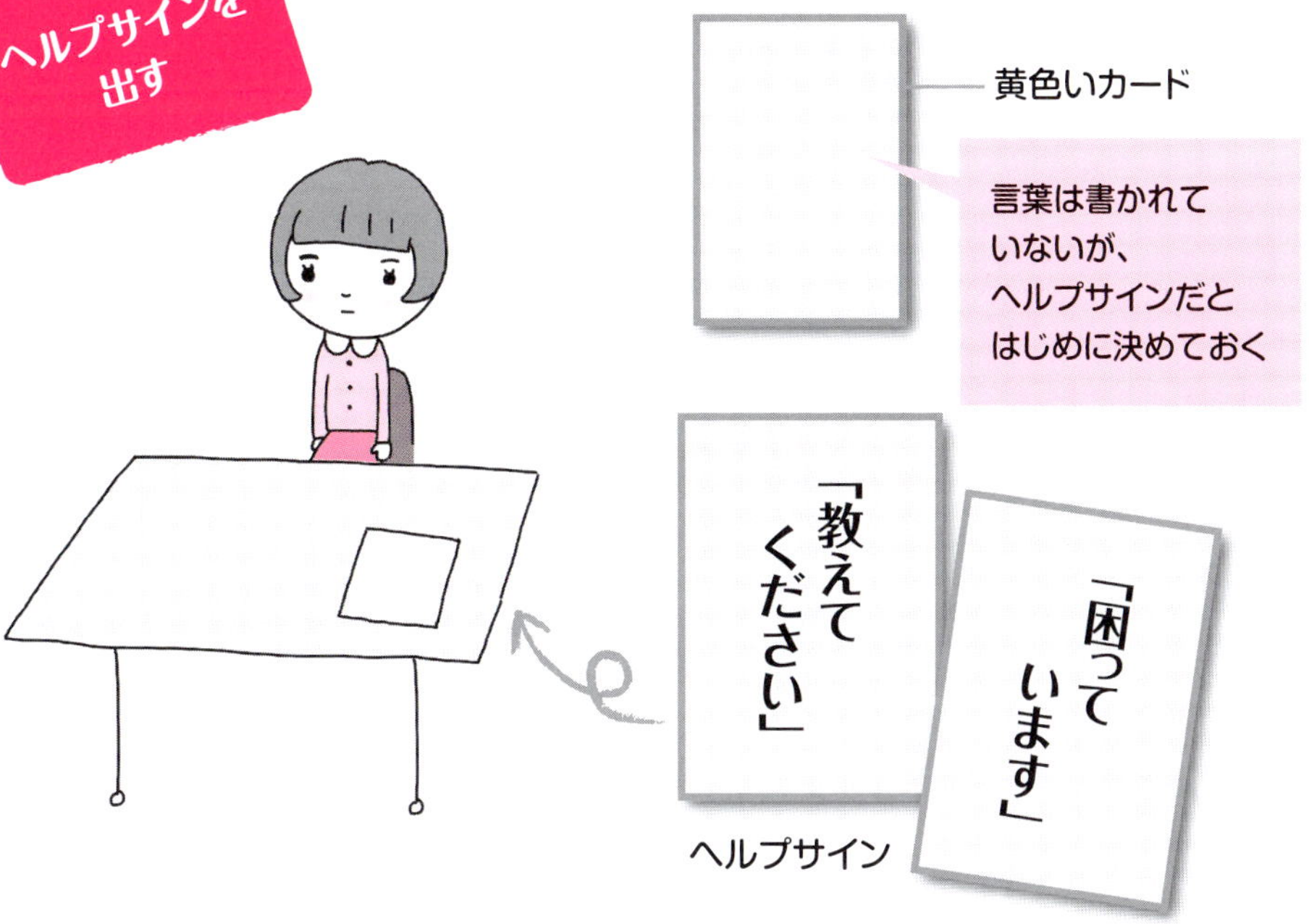
黄色いカード
言葉は書かれていないが、ヘルプサインだとはじめに決めておく
「教えてください」
「困っています」
ヘルプサイン

家庭ではこうします

学校でいやなことがあった場合

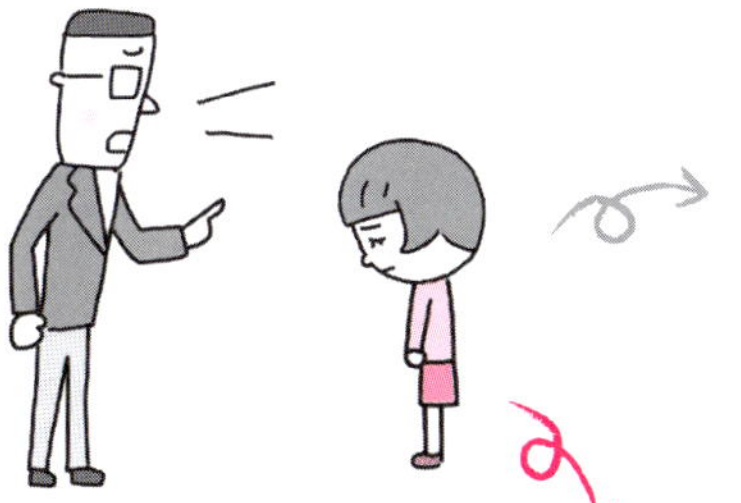

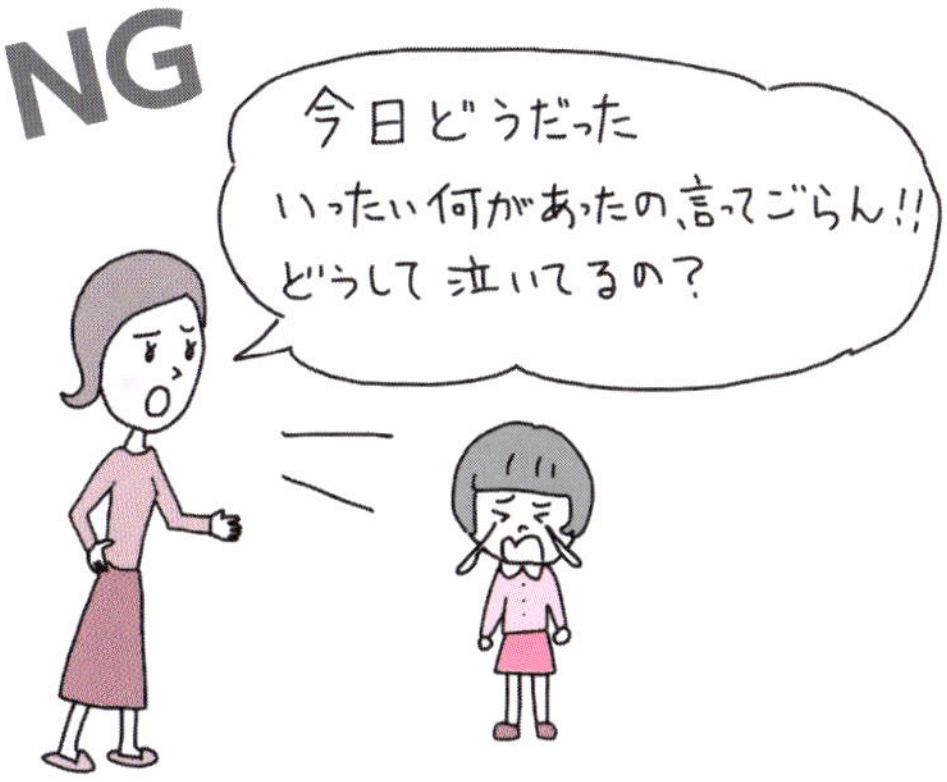
NG
今日どうだった
いったい何があったの、言ってごらん!!
どうして泣いてるの?

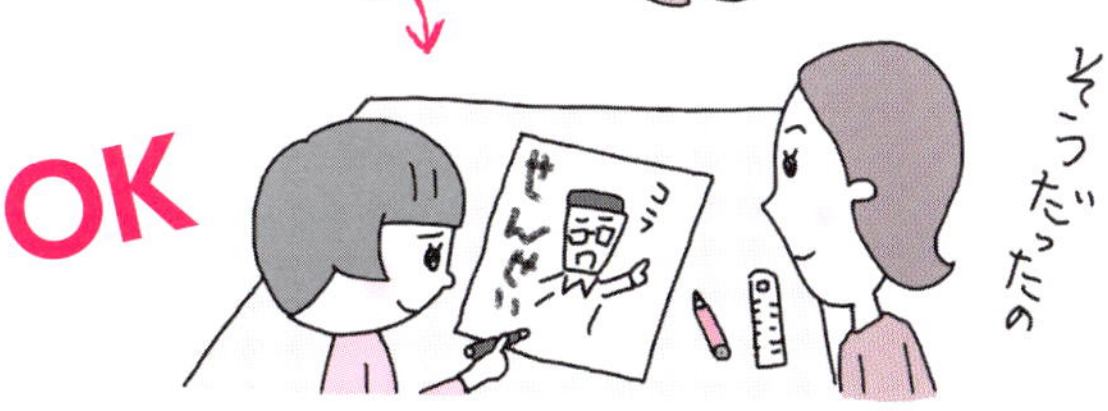
OK
せんせい
コラ
そうだったの

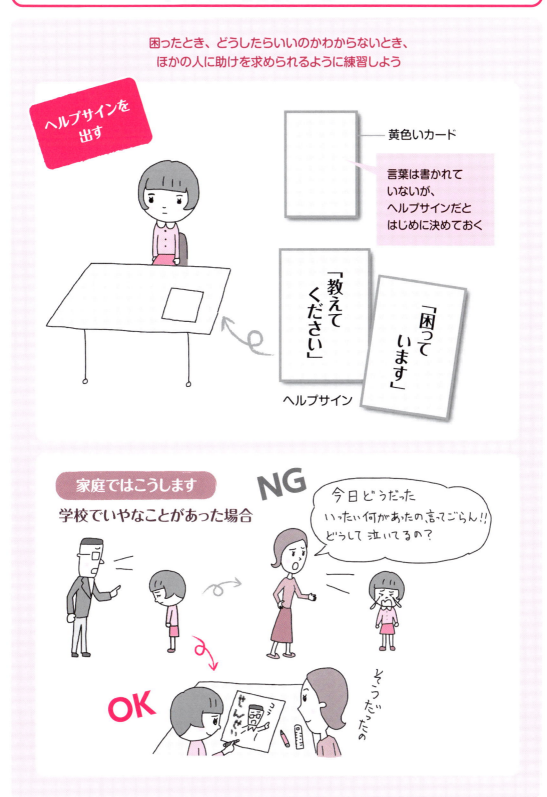

〈コミュニケーションをとるための基本の「き」〉⑤

「いや」「やめて」が言えるように教えよう

孤立群や受動群の子どもは、いやなことをされても「いやだ」と言えず、がまんしがちです。「いや」「やめて」と言うことも大切と、教えましょう。

言葉でも表情でも態度でも、「いや」だと伝えられない

アスペルガー症候群の子どもの、人とのかかわりやコミュニケーションで気をつけたいのは、「いや」とか「やめて」と言うのがとても苦手なタイプの子がいることです。

意地悪をされても「やめて」と言えない、大事な本を「貸して」と言われると、いつもなかなか返してくれない子なので貸すのはいやだと思っていても、「いや」とは言えません。苦手ないじめっ子にプロレス技をしかけられていても、「いや」と言えずにニコニコしていたりします。こわくていやなのに、その気持ちが表情に出ないのです。

言葉でも表情でも態度でも、「いや」ということを相手に示すことができません。

「いや」「やめて」「考えさせて」と言う練習を家で行う

そのためにも、お父さんやお母さんとふだんから安心して話せる雰囲気をつくっておきたいものです。もともと話すのが得意でないうえに、自分の気持ちや複雑な状況をわかってもらえるように伝えるのは難しいからです。

家で、「いや」とか「やめて」、「考えさせて」などと言う練習をしておきましょう。困った状況のときはどんなふうに振る舞えばいいのかをシミュレーションしておくのもいいでしょう。

アスペルガー症候群の子どもが陥りがちな困った状況について、絵を使って説明しているソーシャルスキルについて書かれた本などを参考に、「こんなときはこう言おうね」という台本を作っておくのです。

学校などで困ったことを話すときにも、絵にしたり、実際の会話のやりとりを文字で表したりすると、説明するのに役に立つようです。口頭でのやりとりだけでは、思い出せなかったり、前後のつながりがあいまいだったりするからです。やりとりを全部紙に書いてみると、何が起きたかがもっとわかるようになる場合もあります。

「いや」「やめて」も使おう

いやなことをされても、いやだと言えずにがまんしてしまい、家で暴れたり、機嫌が悪くなったりすることがある。「いやだよ」「やめて」と言えるように、また表情をつくれるようにしよう

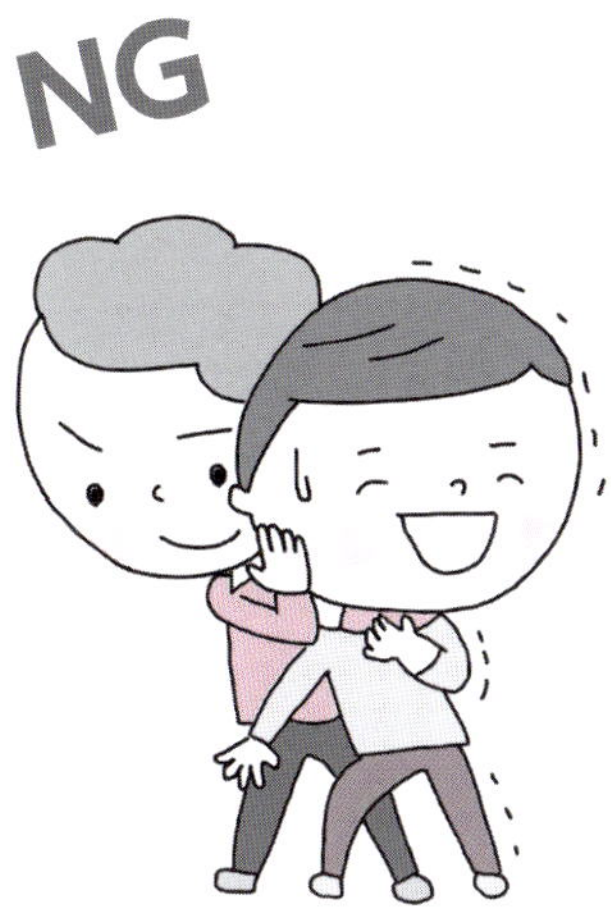
NG

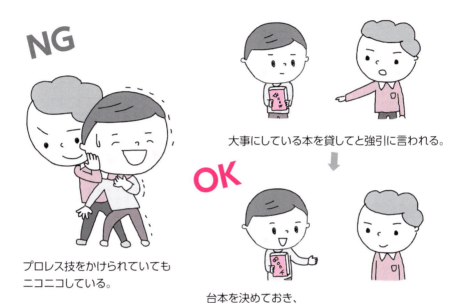

プロレス技をかけられていてもニコニコしている。

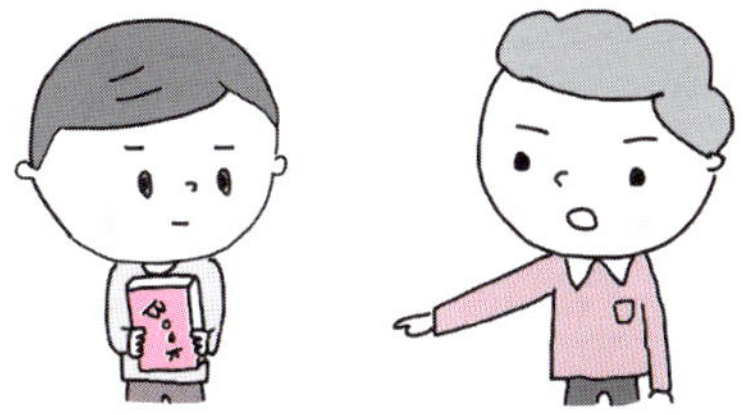

大事にしている本を貸してと強引に言われる。

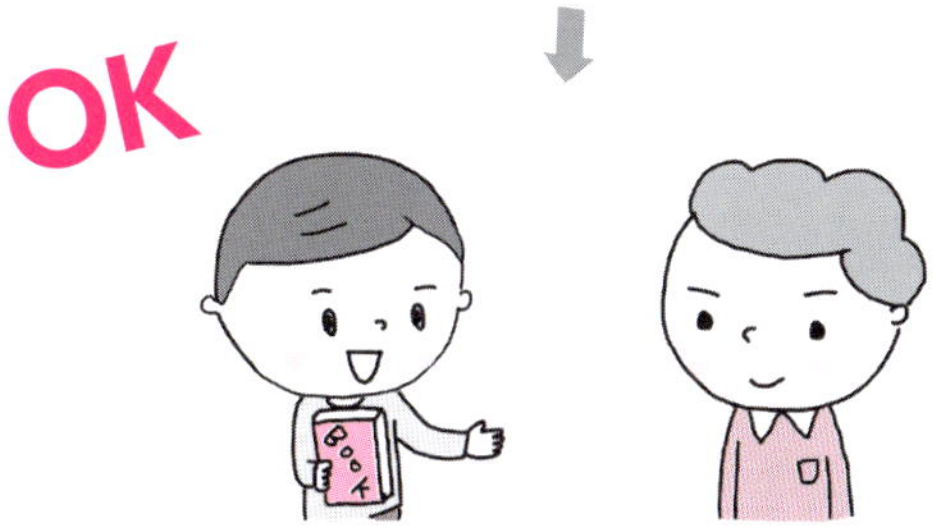
OK

台本を決めておき、「ごめんね、大事な本だから貸せないの」と答える。

表情で「いや」「怒っている」を伝える

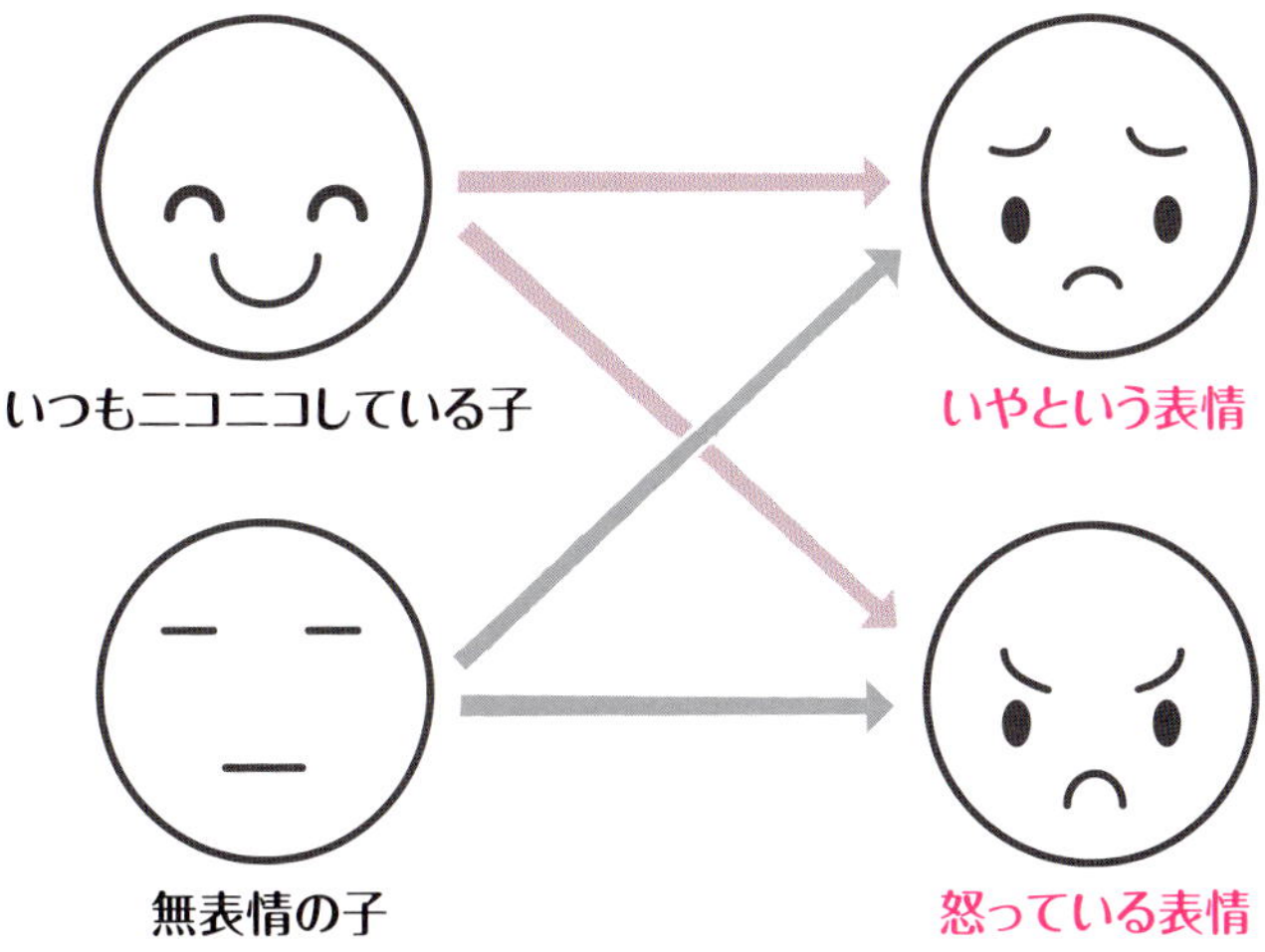
いつもニコニコしている子
無表情の子
いやという表情
怒っている表情

相手の言葉を真に受けやすい

アスペルガー症候群の子どもは、人から言われたことにはとても敏感。相手の立場に立って考えることができず、相手を責め、被害者的に受け止めやすいのです。

まわりの雰囲気を読みとり、言葉や表情、しぐさを理解できない

アスペルガー症候群のA君。サッカーの授業で、サッカーが苦手なA君はボールを間違った方向に蹴ってしまいました。「バーカ！ 何やってんだよ！」と言った友達に向かって、「ぼくはバカじゃない‼」とものすごい勢いで飛びかかりました。そのくらいのことで何もそこまで怒らなくてもいいのに、とまわりの子どもも引いてしまいました。

水泳は得意なA君は、水泳の授業で先生から「潜水をします。まずプールに潜ってみよう」と言われたところ、「先生、何メートル潜るんですか？」と質問しました。「とりあえず、潜ってみるだけだよ」と、先生は答えましたが、「でも何メートルなんですか」とA君はしつこく聞きます。ついに先生は頭にきて「やりたくないなら見ていなさい！」と怒鳴りました。

A君はまわりの雰囲気を読みとり、まわりの人の言葉や表情、しぐさなどを理解し、自分の行動や発言を、それらにうまく合わせることができません。そのため、まわりの人がしらけていることに気づかないのです。

アスペルガー症候群の子は人から言われたことにはとても敏感

アスペルガー症候群の子どもは、人から言われたことにはとても敏感です。自分も同じことを言っているのに、それには気づかないことが多いのです。かたわらから見ればお互いさまなのに、相手の立場に立って考えることができず、相手を責め、被害者的に受け止めやすいのです。

以下のことを常に心がけましょう。

- 子どもがそのまま受けとってもいいような言い方をする
- あくまでも冷静に話す（声を荒げると、叱られているという気持ちばかりが大きくなって、言われていることをうまく理解できなくなる）
- 皮肉や冗談を言わない
- お説教は長くしない。文章も短く簡潔に

真に受ける言葉・否定的な言葉を使わない

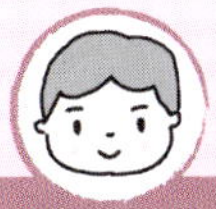

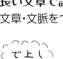

アスペルガー症候群の子が人の話を聞くときの特徴

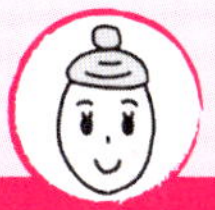

あなたの話し方を工夫する

- **長い文章で話しても十分理解できない**
  文章・文脈をつかむのが下手

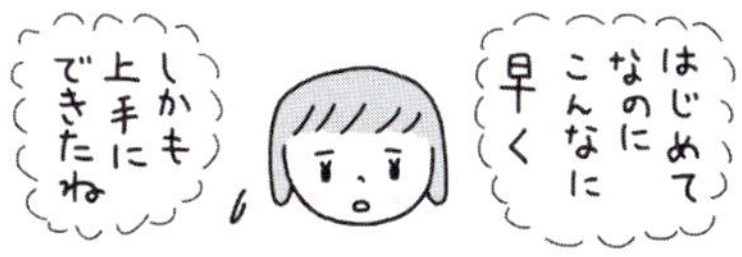

- **短い文章で話す**
- **わかりやすく話す**

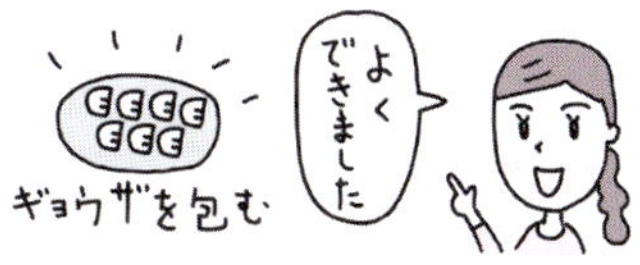

- **真に受ける**
  冗談、からかいが通じない

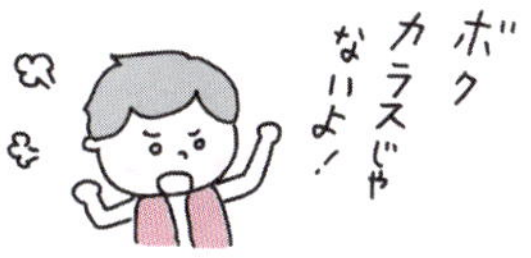

- **そのまま受けとってもよい言葉で話す**
  (いやみは×　ほのめかしは×)

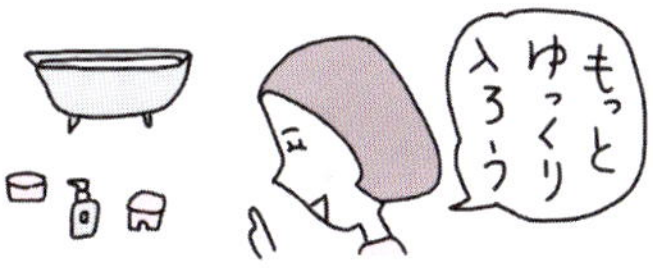

- **行間が読めない**
  言外の意味、相手の意図を汲みとりにくい

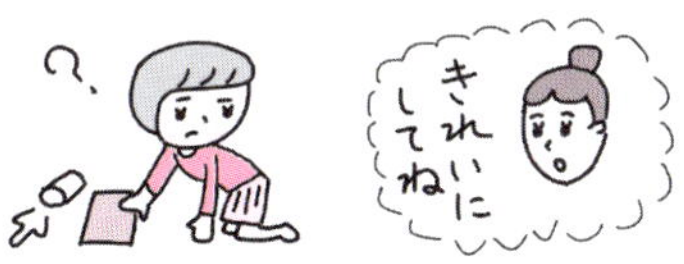

- **具体的に話す**

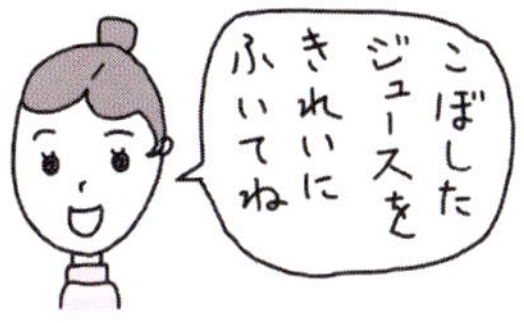

- **相手の語調や表情からの情報を十分汲みとれない**

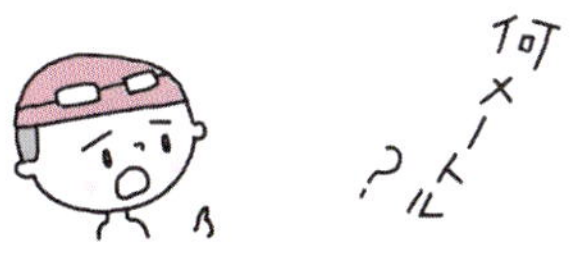

- **書いて伝えたほうが有効**

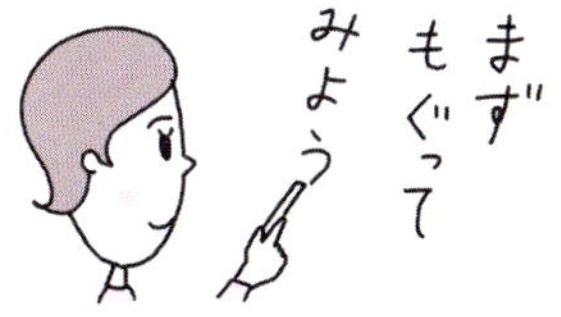

わからないことに対して とても不安

はじめてかかわる人とのやりとりなどが、とても不安。不安を解消するためには、なるべく情報をゲットすることです。

これから何が起こるか、予測がつかないことが不安

アスペルガー症候群の子どもは社会的想像力が乏しいので、自分が経験したことのない状況や場所、はじめてかかわる人とのやりとりなどでとても不安になります。

このあと、どんなふうになるのだろう、これから何が起こるのだろうという予測がつかないのです。

何が起こるかがわかれば、対策も立てられるし自分の経験を生かすこともできます。

未知への不安を解消するためには、なるべく情報をゲットすることです。

予習しておくと役立つこと

アスペルガー症候群の子にとって特に難しい集団行動が求められるイベントがある場合には、どのようなことが、どのような順番で行われるのかを、あらかじめ知っておくと役立ちます。学校や知人に親が依頼し、予習しておくとよいでしょう。

①運動会や音楽会、学芸会などは、前年度のDVDや写真などを、知人や学校から貸してもらって見ておきましょう。

②入学式などは可能ならば、予行演習させてもらいましょう。

③運動会のおゆうぎは運動や集団行動の苦手なアスペルガー症候群の子どもにとっては、最も手ごわいものです。早めの時間から、踊り方をDVDに撮っておいてもらい、家で練習しておくのもいいです。

④遠足やスキー教室などでは、あらかじめルートを下見しておくといいものです。

⑤宿泊行事の場合、日程表をしっかり研究し、疲れそうな活動や時間帯をどのように過ごすかを考えておきましょう。夕方の時間に職員の控室などで小休憩させてもらうのもよい方法です。

⑥コンパスや分度器などの用具の使い方は、実際に学校で習い始める前から少しずつ慣れさせておくといいでしょう。

わからないことに対しては、とても不安

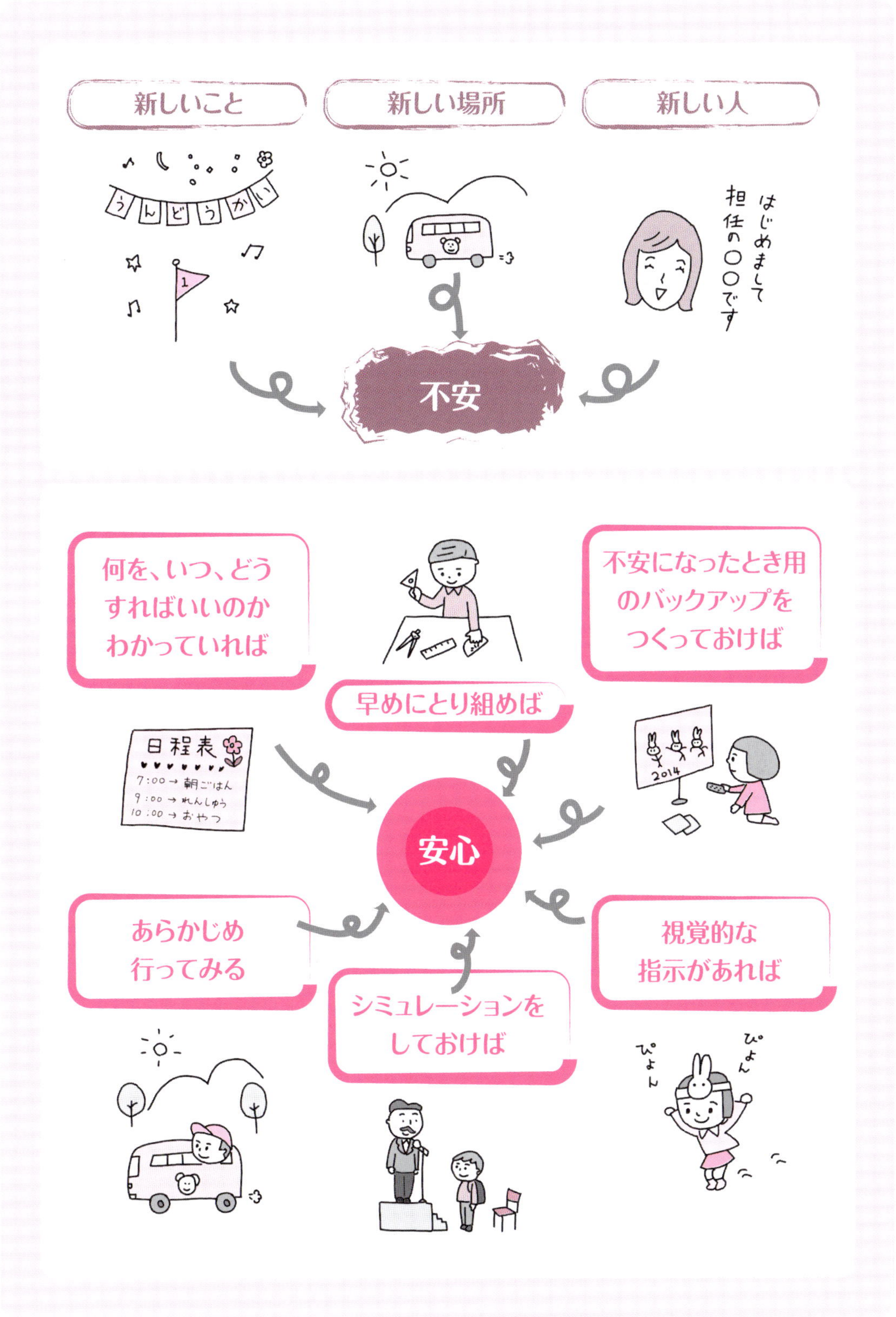
新しいこと
新しい場所
新しい人
うんどうかい
はじめまして
担任の〇〇です
不安
何を、いつ、どうすればいいのかわかっていれば
早めにとり組めば
不安になったとき用のバックアップをつくっておけば
日程表
7:00→朝ごはん
9:00→れんしゅう
10:00→おやつ
2014
安心
あらかじめ行ってみる
シミュレーションをしておけば
視覚的な指示があれば
ぴょん
ぴょん

〈こだわり〉が強いときにはこうしよう

こだわりが強いのはアスペルガー症候群の特徴の一つ。好きなことには没頭し、マイルールに固執します。無理にやめさせるより、どうすればうまくいくかを考えましょう。

無理にやめさせると逆効果

自分の思ったようにやりたい、好きなことをやり続けたいというこだわりは、アスペルガー症候群の大きな特徴です。

このこだわりは毎日の生活を過ごしにくくするものですが、叱りつけたり、無理にやめさせようとすると、かえって強くなることがあります。

子どもがストレスを感じてパニックを起こしたり、学校で不適応を起こして、登校しづらくなることも。

こだわりそのものを何とか直そうとするより、どうすればスムーズに過ごせるようになるかを考えるほうが得策です。

切り替えやすい工夫をする

こだわりは不安なことがあると強くなります。不安や緊張をやわらげたい、という気持ちがこだわりにつながるのです。

ですから、原因となっている不安を減らすようにしてあげれば、こだわりも減ります。

また、興味や関心を持つものが限られているため、そればかりしたいという気持ちが強くなり、こだわりにつながることもあります。

こういう場合は、気持ちを切り替えやすくなる工夫をしましょう。

好きな遊びをやめられないときは、タイマーや砂時計などで、終了時間を教えるようにします。

ゲームのとりこになってしまうアスペルガー症候群の子どもはとても多いものです。依存になってしまう子も多いので、はじめからルールを決め、ルールを守りながら楽しむ習慣をつくりましょう。

次はいつできるのかを教えてあげることも有効です。

また、こだわることがわかっている場合は、あらかじめ「明日はこっちの靴を履こうね。そのかわり、帰ったら○○で遊ぼうね」と見とおしを立ててあげると、納得してくれることもあります。

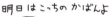

こだわりへの対処法

●好きなことをやめられない

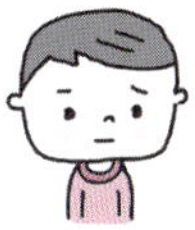

時間の感覚が乏しいので、あとどのくらいできるのかわかりにくい。

対処

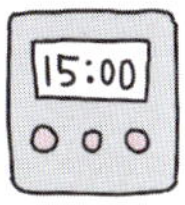
15:00

- タイマーで時間を区切る
- ○○のあと、また見られると教える
- また次にできると思えば安心できる
- ポイント制を使い、やめられたら●ポイントとする。休日にそのポイントを使って、やってもよい

●不安が強い

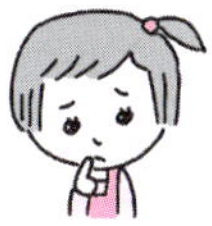

不安や緊張をやわらげようとしてこだわりが強くなりがち。

対処

- 原因を探って不安を減らす
- 好きなもの、わかっていることをしていると安心

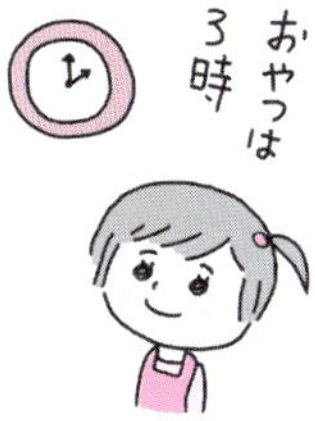
おやつは
3時

●いつもどおりのやり方を続けたい

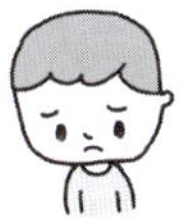

気に入っている世界から出たくない。変更に弱い。

対処

- あらかじめ変更を書いて伝える
- 交換条件を出して納得させる

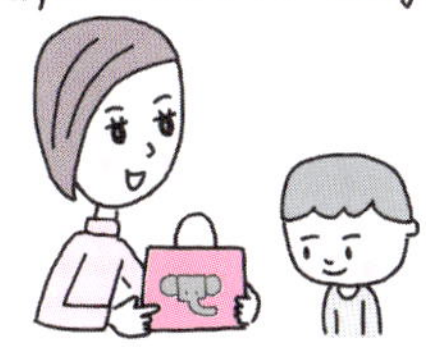
明日はこっちのかばんよ

●偏食が激しい

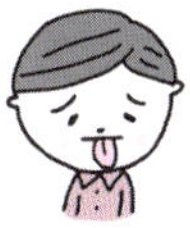

新しい食感やにおい、味が苦手。

対処

- 無理に食べさせず、精神的に安定しているときに少しずつチャレンジさせる

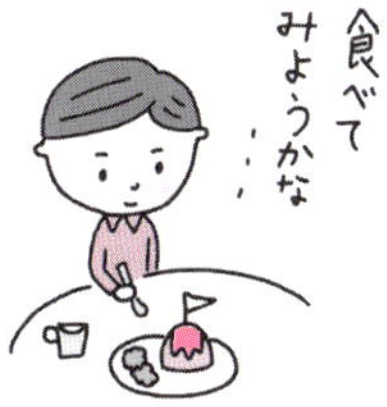
食べてみようかな…

●体調、環境の変化によってこだわりが強まる

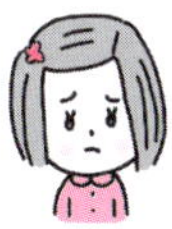

体調、環境の変化に対応できない。

対処

- 学年のはじめ、季節の変わり目、月曜日（休日の終わり）には気をつける

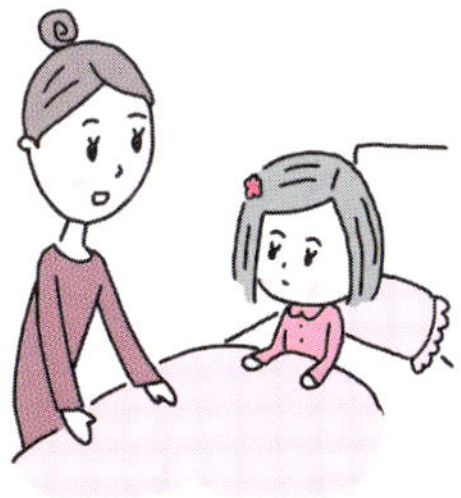
明日は学校だよ

〈パニック状態〉になったときの対処法は

**パニックは感情と行動が爆発した状態です。
下手に声をかけたり止めようとすると、逆効果になります。
安全に気をつけて、鎮まるのを待ちましょう。**

おろおろしないで落ち着くのを待つ

　思いどおりにならないとき、急に変更があったときなど、パニックを起こして、大声で泣き叫んだり、暴れたりすることがあります。

　ただし、はっきりそうとわかるものばかりではありません。混乱して思考も行動も止まってしまい、呼びかけても反応しなくなる静かなパニックもあります。

　叱られているのにヘラヘラするような、状況にそぐわない態度を見せているときも、パニックを起こしている可能性があります。

　パニックのときには、考える力や自分をコントロールする力が極端に弱くなります。こちらの言葉を理解したり、自分の気持ちを伝えることができません。ですから、声をかけたり、なだめたりしても効果はありません。かえってパニックをひどくするかもしれません。

　それ以上の刺激を与えないようにして、子どもに危険がないことを確認し、静かに落ち着くのを待ちましょう。

　子どもと同じ部屋にいてもいいのですが、お母さんはほかの活動をしているほうがいい場合もあります。

　パニックがおさまったら「○○がいやだったんだね」などと、子どもの気持ちをわかりやすく言葉で説明してあげましょう。

パニックの原因を減らす

　パニックになるのは、その子への対応がうまくいっていない、あるいは子どものストレスレベルが高くなっているからです。

　不安定になる要因がどこかにあるはずです。かんしゃくを起こす前後の様子を記録して、学校行事、気候、体調、友達関係など、パニックの原因を分析し、環境を整えることが最も大切です。

　予定を変更するときはあらかじめ伝えるなどして、混乱させない工夫をしましょう。

　泣き叫ぶのではなく、言葉で言えるように導きます。

パニックへの対処法

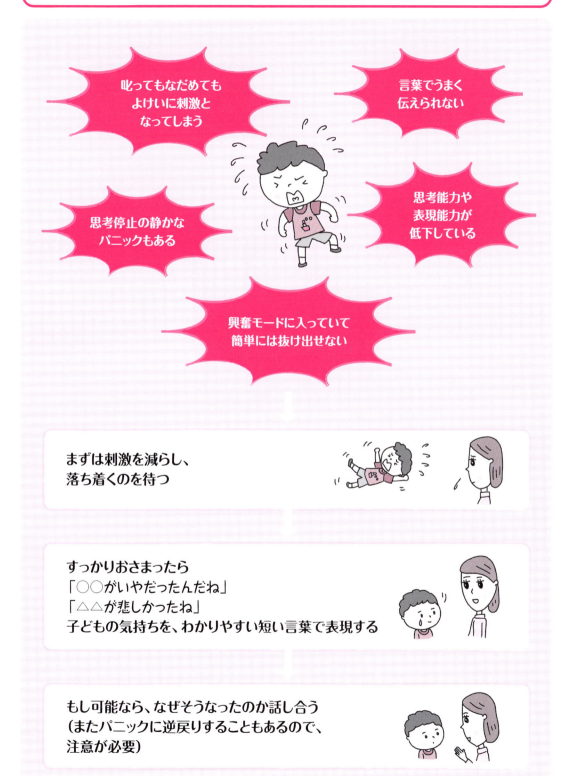

叱ってもなだめても
よけいに刺激と
なってしまう

言葉でうまく
伝えられない

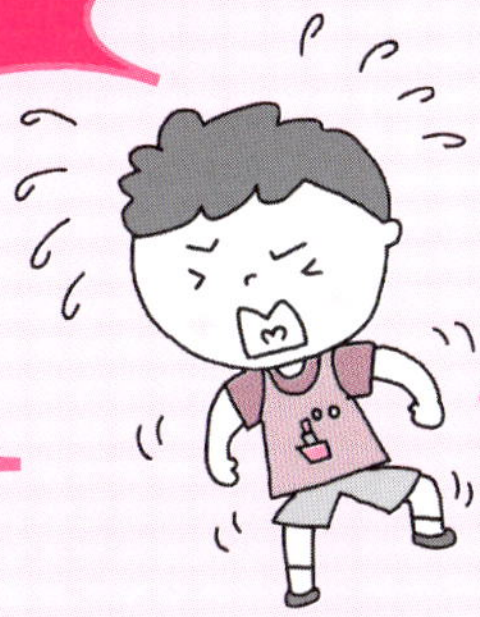

思考停止の静かな
パニックもある

思考能力や
表現能力が
低下している

興奮モードに入っていて
簡単には抜け出せない

まずは刺激を減らし、
落ち着くのを待つ

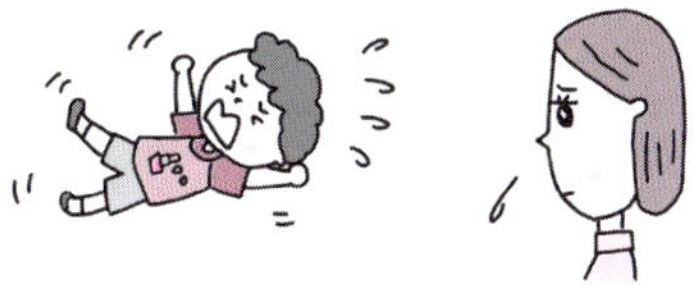

すっかりおさまったら
「○○がいやだったんだね」
「△△が悲しかったね」
子どもの気持ちを、わかりやすい短い言葉で表現する

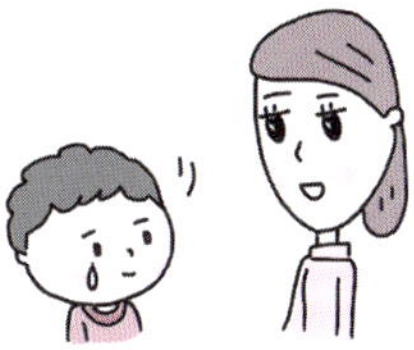

もし可能なら、なぜそうなったのか話し合う
(またパニックに逆戻りすることもあるので、
注意が必要)

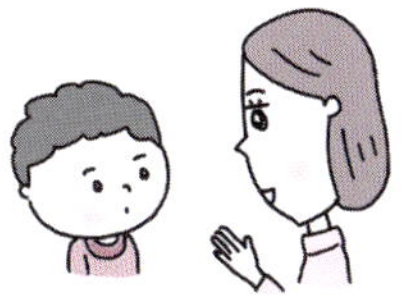

集中するのが苦手なときには

単に集中力の問題なのか、課題が難しすぎるのか、ほかに問題を抱えているのか、原因を突き止めよう。

集中力がないのか 課題が難しすぎるのか

集中することが苦手な子どもは、単に集中力の問題なのか、課題が難しすぎるのか、ほかに悩みがあるのかなど、いろいろなパターンがあります。原因によっても対応が変わってきます。

●課題がその子に合っているのかどうかをチェックする

どの教科でも、学業で非常に苦労しているときには、全般的な知的な発達がどうなのかを知っておくことも大事です。

難しすぎる課題であると、課題にとり組むこともそれを続けることも難しいでしょう。親が教えたり、塾などで教えてもらってもなかなか理解できないとか、定着しないこともあります。

●特定の教科だけが難しい学習障害の場合には

算数のみが苦手、読むことや書くことが極端に苦手というような子どもは、学習障害の場合もあります。

この場合には同じ勉強法ではうまくいかないこともよくあります。教え方の工夫が必要です。宿題の量の調整も必要かもしれません。

●ＡＤＨＤと合併していて集中できない場合には

アスペルガー症候群に加えてＡＤＨＤを持っている場合もあります。ＡＤＨＤへの対応が必要になります。場合によっては薬物治療を行うこともあります。

●アスペルガー症候群の特徴のために集中できない場合には

アスペルガー症候群の子どもは、好きなことにはすごく集中するのに、興味のないことだと全然とり組めないことがあります。

ごほうび制を使ったり、苦手な勉強にとり組んだら楽しい活動をするなど、見とおしを立ててあげると、とり組みやすくなることもあります。

悩みがあるのにそれをまわりの人に伝えられず、それが集中力の低下につながることもあります。

集中するのが苦手なときには

課題が難しすぎる

- 子どもの能力に合わない
- 量が多すぎる
- 求められている水準が高すぎる

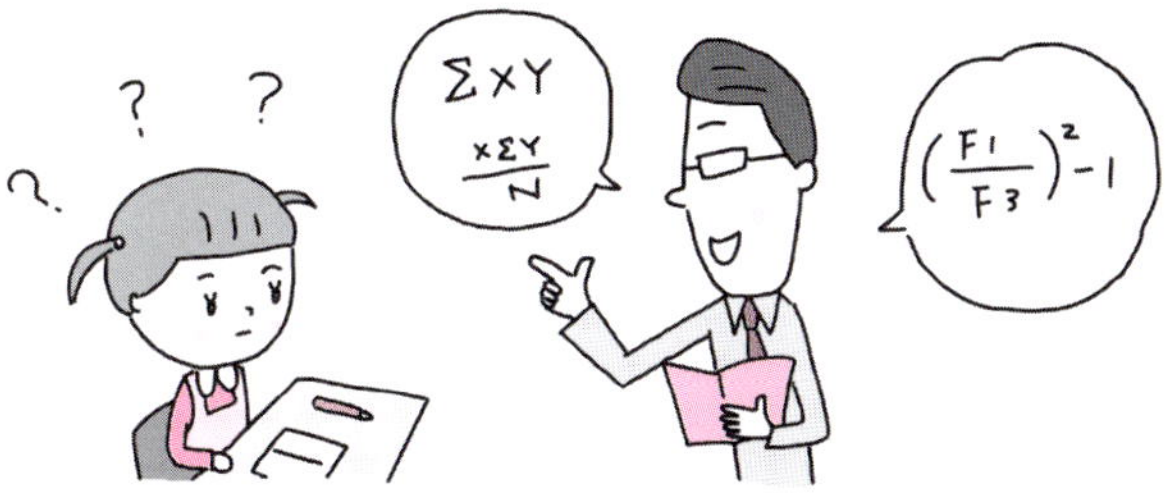

忙しすぎる

- おけいこがたくさんありすぎて時間をうまく使えない
- 好きなことをする時間もなく、疲れきっている

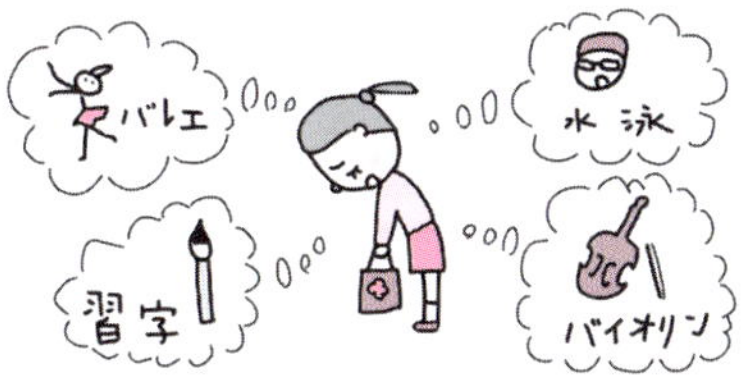

学習障害

- 算数がすごく苦手
- 書くのが大変
- 読むのが苦痛

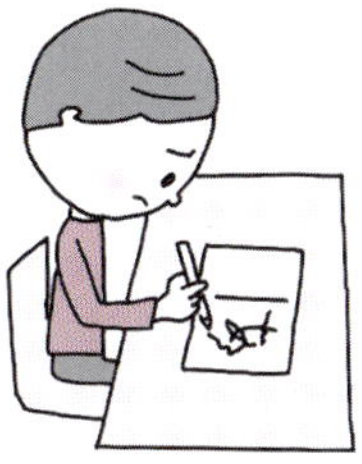

アスペルガー症候群の特徴ゆえに

- 興味のないことにはとり組めない
- 好きなことだけしていたい
- いじめなどの悩みがあり、それを1人で抱え込んでいる

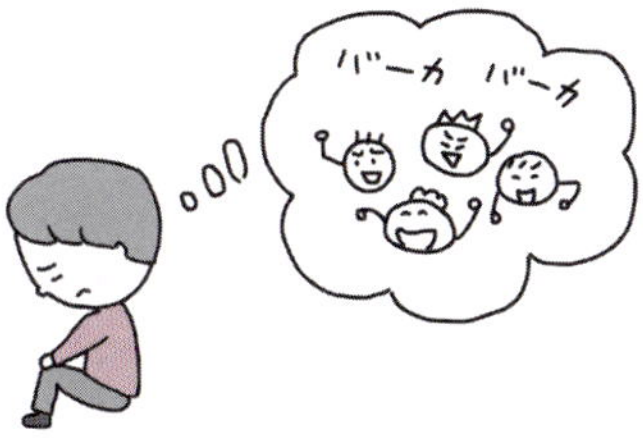

ADHDと合併

- 集中できない
- ケアレスミス
- 始められない、終われない

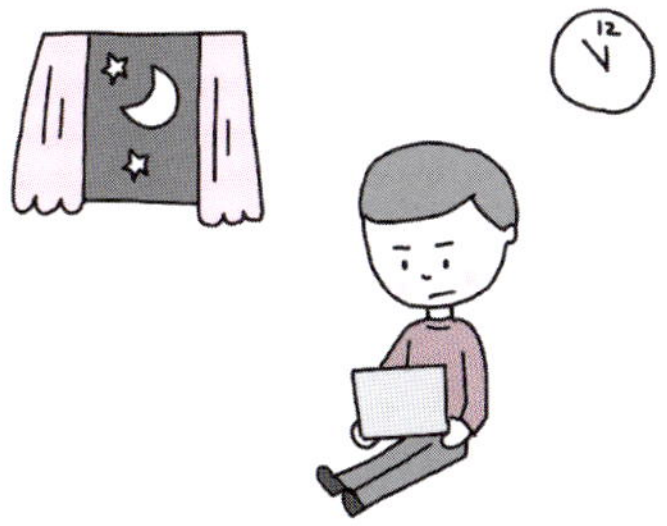

〈毎日を過ごしやすくするためにお母さんができること〉①

スケジュールを決める

**生活の「枠組み」を作ること。
これがスタートです。
1日のスケジュールを作りましょう。**

時間の枠組みを作る。1日のスケジュールを作る

その子に合った毎日の日課のスケジュールを整えます。子どもがよくわかっていない日常生活の流れを教えていきましょう。

まず枠組みを作ります。これがスタートです。枠組みを作るというのは、生活をわかりやすく教えるということです。

まず、起きる時間、寝る時間、食事の時間、勉強の時間、遊ぶ時間、お風呂の時間などを決めて、1日のスケジュールを作ります。

一番注意が多くなる時間を調整すれば、生活の流れがよくなります。

うまくいかない時間帯はどの時間帯か、何が一番の妨げになっているかを注意してみましょう。朝起きるのがとても大変だという子が多いのですが、夜は遅くまで起きていてなかなか寝つけないことが多いものです。

起きる、寝るは生理的なものなので、一度に変えようとしてもうまくいきません。

休日の過ごし方も枠組みを作る

休日もできるだけ、決めたスケジュールで過ごしたいものです。起床時間、就寝時間もできれば、平日と変えないほうがいいです。お出かけをするときも夕方には帰ってきて、夕方以降はふだんと同じスケジュールに戻しましょう。

いつもと変わらないこと、パターンを作ることが毎日の安定のための近道です。

土曜日、日曜日を2日とも出かけてしまうと、疲れてしまい、月曜日がうまく過ごせなくなりがちです。

外で体を使って遊ぶのがあまり好きではない子どもには、公園で遊ぶ、運動や散歩をするなどの活動を、休日にお父さんとすることにしてもいいでしょう。

運動が苦手な子が多いのですが、嫌いだからやらないと、そのためによけいに下手になってしまうという悪循環に陥ります。子どもが比較的興味を持てる運動を、子どものペースに合わせて少しずつとり入れましょう。

やるべきことを具体的に教える→わかっていればできる

1日のスケジュールを決めよう

午前6:00	午後3:00
	午後4:00
午前7:00	午後5:00
	午後6:00
午前8:00	午後7:00
	午後8:00
午前9:00	午後9:00
	午後10:00

✓チェックポイント

- □ 寝起きのグズグズタイムは入っていますか?
- □ 始動してから家を出るまでの時間は十分ですか?
- □ 就寝時間は遅すぎませんか?
- □ 寝る前に興奮しやすい活動を入れていませんか?

1週間の予定を決めよう

	月	火	水	木	金	土	日
3:00							
4:00							
5:00							
6:00							
7:00							
8:00							
9:00							
10:00							

✓チェックポイント

- □ 見たいTV番組：リアルタイムで見るか、録画するか?
- □ おけいこ事の数が多すぎないか?
- □ できるだけ、夕食時間は一定にする

〈毎日を過ごしやすくするためにお母さんができること〉②

書いて教える

話し言葉よりも書き言葉のほうが伝わりやすいです。トラブルが起こった経緯を絵にして、再現しながら、どこに問題があったかを説明することが大切です。

アスペルガー症候群の子どもには話し言葉だけでなく書いて伝える

アスペルガー症候群の子どもは、話し言葉よりも書いた言葉のほうが理解しやすいという特徴があります。また、聞いた言葉の一部に反応しやすく、あまり細かく言っても全体を理解できないこともよくあります。

話すかわりにお母さんが書いて説明すれば、お母さんのスピードもゆっくりになるので、子どもは理解しやすくなります。

子どもが考えるときも、書かれた情報を見ながら考えることができるので、理解も深まります。そのときすぐにはわからなくても、数日たって、ふとわかることもあります。

トラブルの経緯を絵に描き、会話のやりとりを再現、問題がどこかを説明する

学校で起こったトラブルの経緯を振り返るときに、子どもに話しをさせながら、いつ、どこで、どうなって、という因果関係がわかるように、棒人形を使って会話のやりとりを記録してみましょう。

そのとき、相手の言った言葉と自分が言った言葉を書きとりながら、その言葉はこういう意味だよと解説し、相手の思いや自分の気持ちを吹き出しに書いていきます。そうすると、相手の意図が子どもにわかりやすくなります。

次にもめたらこんなふうに言ってみたら、というアドバイスをしてあげることもできます。先生の言ったことにすごく頭にきたときには、こんなふうにしようという作戦も一緒に考えることができます。

そんな準備をしておけば、怒りのパニックを起こして、事態が複雑になるのを防げるようになっていきます。

アスペルガー症候群の子どもたちはわからないこと、納得できないこと、不安なことがあると混乱しやすいものです。

書いて伝えることによって、社会の仕組み、相手の気持ちや意図、より望ましい振る舞いなどが理解しやすくなるでしょう。

書いて伝える。わかっていれば安心

コミック会話

やりとりの事実を吹き出しを使って再現。
そのときの気持ちを◯で表し、
後から振り返る

ドッジボールをしていて険悪になって家に帰ってきてしまったこと

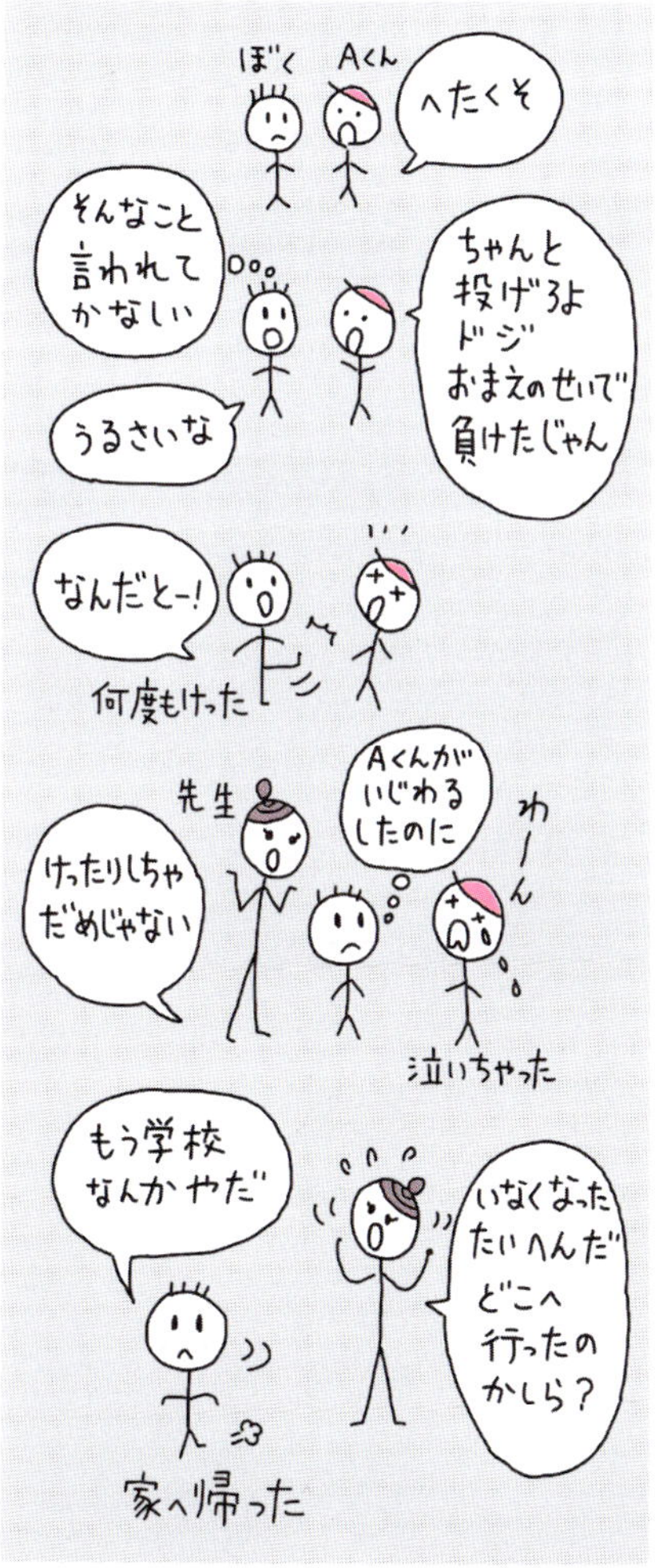
ぼく
Aくん
へたくそ
そんなこと言われてかなしい
ちゃんと投げろよドジ おまえのせいで負けたじゃん
うるさいな
なんだとー!
何度もけった
先生
Aくんがいじわるしたのに
わーん
けったりしちゃだめじゃない
泣いちゃった
もう学校なんかやだ
いなくなった たいへんだ どこへ行ったのかしら?
家へ帰った

わかっていれば安心

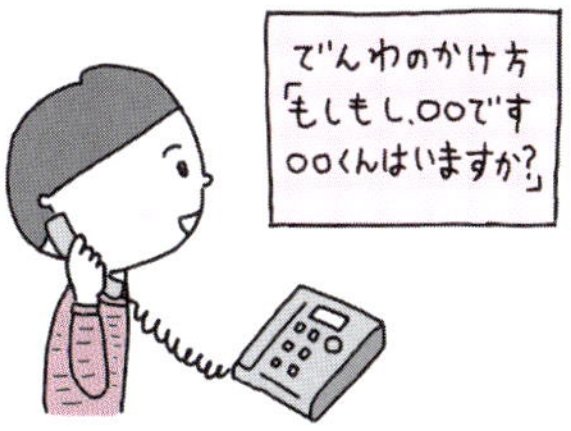
でんわのかけ方
「もしもし、○○です
○○くんはいますか?」

声の大きさを色で教える

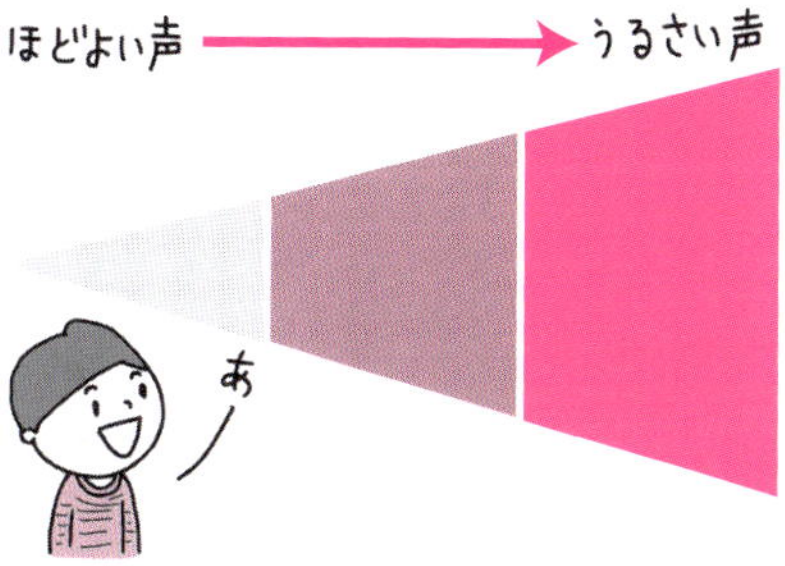

書きながら分析

そのときの事情を聞いても、
うまく伝えられないことが多い
ゆっくり書きながらだと振り返りやすい

A君とのけんかのこと

ぼくが何もしていないのに、A君がけってきた。
ママ「いつだったの?」
ぼく「昼休み」
ママ「何をしていたとき?」
ぼく「そうじの時間だよ」
ママ「きみは何してた?」
ぼく「廊下に貼ってあった絵を見ていたの」
ママ「ほかの人は何してた?」
ぼく「そうじしてた」
ママ「どうしてA君、けったんだろう」
ぼく「ぼく何もしていなかったのに」
ママ「君もそうじしていたほうがいいのかな?」
ぼく「そうだね」
ママ「A君は君がそうじをしていないから怒ってけったのかも」

〈毎日を過ごしやすくするためにお母さんができること〉③

わかりやすいやり方を伝える

アスペルガー症候群の子は自分流に理解していることがあります。「これは知っているはず」という思い込みをなくし、具体的に教えましょう。

「これは知っているはず」という思い込みをなくす

ポイントは、「これは知っているはず」という思い込みをなくすこと。

勉強が得意な子でも、思っている以上に知らないことがたくさんあるものです。

そして、教えるときにはなるべく書いて教えること。アスペルガー症候群の子どもは、聞いた言葉よりも書かれた言葉のほうが理解しやすいので、同じことを伝えるにも口で言うより理解が深まるという利点があります。

具体的に教える

苦手な部屋の片づけも、手順表を作ると教えやすいものです。

①洗濯するものを洗濯機に入れる
②まだ着る服はハンガーにかけてクローゼットにしまう
③読みかけの本はかごに、読み終わった本は本棚に、図書館から借りた本は図書バッグに入れる
④ブロックはブロック用のかごに入れる、フィギュアはケースに入れるなど、その子のおもちゃに合わせて入れる場所を決め、そこへ戻させる
⑤机の上は勉強道具だけを置く。教科書は机の上の棚に入れるか、収納ボックスやトレイに教科ごとに入れる（引き出しを使うのは難しい）
⑥机の上の物は置く場所を決めて印をつけておく。あるいは両面テープで貼ってしまう
⑦床やベッド、机の上のゴミ（お菓子の包み紙やペットボトルなど）を捨てる（ゴミ箱は複数用意する）
⑧コップやお皿などは台所へ戻す

といった具合に、家庭に応じてこれならできるという片づけ法を紙に書いておきましょう。

週に1回くらいは一緒にこの手順で行って、片づけに慣れさせましょう。週末に時間を決めて始めるといいでしょう。慣れてきたら自分でできるようになります。

わかりやすいやり方を決める

学校の準備のやり方

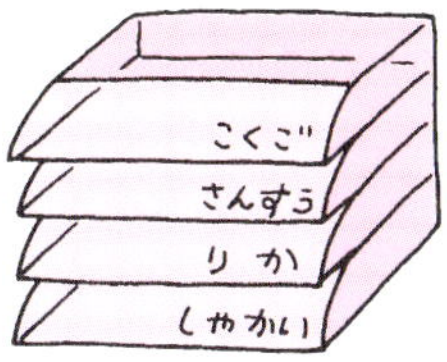
プラスチックのトレイ
こくご
さんすう
りか
しゃかい

教科ごとに分類する

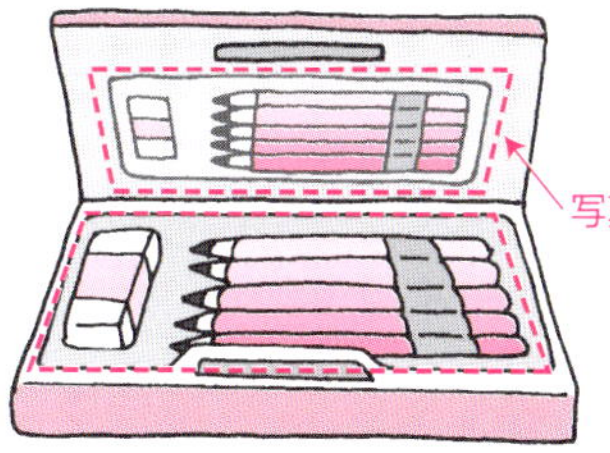
筆箱
写真

入れ方を
写真に撮って上に貼っておく

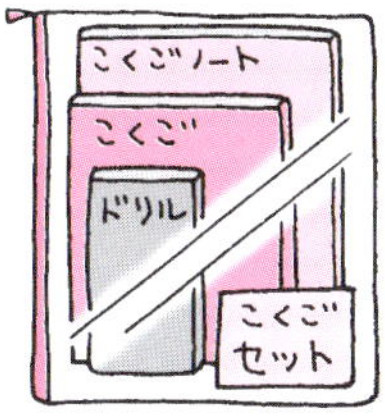
ジッパー付きの
クリアケース
こくごノート
こくご
ドリル
こくご
セット

教科ごとにセットする

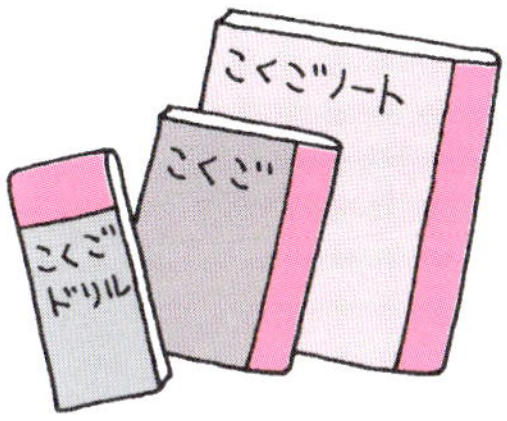
こくごノート
こくご
こくご
ドリル

同じ教科のものを
同じ色でマークする

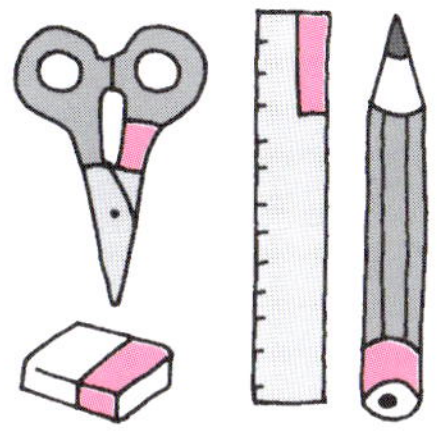

文房具には、自分のもの
だとはっきりわかる、子どもの
好きな色のテープを貼る

片づけ方

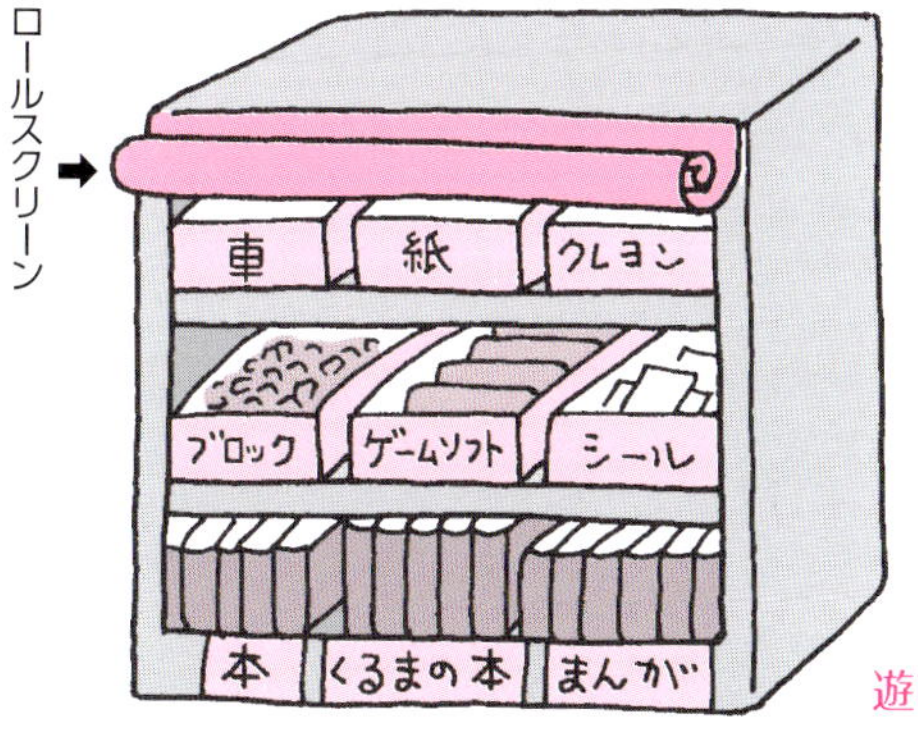
ロールスクリーン
車
紙
クレヨン
ブロック
ゲームソフト
シール
本
くるまの本
まんが

遊び道具は1カ所にまとめ、
遊び時間以外は
ロールスクリーンを下げておく

〈毎日を過ごしやすくするためにお母さんができること〉④

人とのかかわりのルールを教える

人とのかかわりのルールを教えるときは「ソーシャルストーリー」が役立ちます。相手がどう感じるか、どう行動すればよいか、わかりやすく教えられます。

短い文章でわかりやすく教える

ソーシャルストーリーは、キャロル・グレイが開発した、自閉症スペクトラム障害の子どもたちに、文章で社会的なルールや自分の行動の意味を、わかりやすく教える方法です。

文章を作るときのポイントを押さえておきましょう。

①短い文章を使う
②常識的な振る舞いや、望ましい行動、こうするといい、という文章を入れる
③相手はこう思う、という文章を入れる
④自分はこんな気持ちになる、という文章を入れる

ソーシャルストーリーによって、まわりの人はどう考えているか、どうすればうまくつきあえるか、どうすれば自分も気持ちがいいか、などが理解できるようになります。

いろいろなケースがあると教える

ソーシャルストーリーは、子どもの年齢や、その子の理解力によって変えていく必要があります。

また、いつもこうなるのではなく、例外があること、相手によって反応が違ってくる場合もあることがわかるようにしなければなりません。

「〜ことが多い」「〜と思う人が多い」などとして、断定しないようにします。

アスペルガー症候群の子どもはあいまいな表現が苦手なので、こんなときもある、あんなときもあるという場合は、おおよその確率を伝えるのもいいでしょう。

あれもこれもと、やるべきことをソーシャルストーリーに詰め込みすぎると、子どもはいやになってしまいます。

伝えたいことを絞って、シンプルに書くようにしましょう。

また、アスペルガー症候群の子は、決まった文章を読むのは押しつけられたことと思うことも多いので、注意しましょう。

ソーシャルストーリー

文章を書くときのポイント!

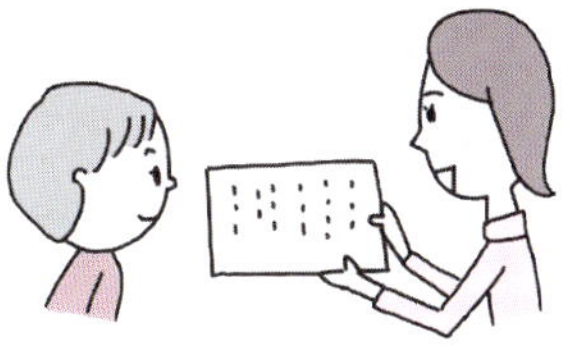

1. 短い文章を使う
2. 常識的な振る舞いや、望ましい行動、こうするといい、という文章を入れる
3. 相手はこう思う、という文章を入れる
4. 自分はこんな気持ちになる、という文章を入れる

GOOD!

ぼくは、ほかの子が遊んでいるおもちゃで
遊びたいときがあります。
そんなときは「貸して」と言ってみます。
「いいよ」と貸してくれるときもあります。
ほかの子がもっと遊びたくて、「だめ」と言う
ときもあります。
そんなときは、「終わったら貸してね」と
言います。
ぼくはほかのおもちゃで遊びます。
友だちが「使っていいよ」と言ったら、
そのおもちゃで遊びます。
おもちゃを取り上げないで待つのは
いいことです。
友だちともなかよく遊べると、
ぼくはうれしいです。

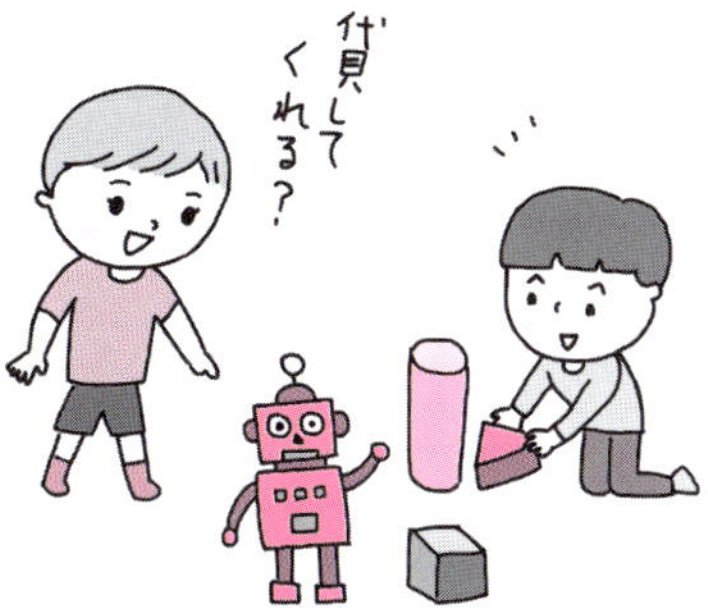

NG!

ぼくは、ほかの子が遊んでいるおもちゃで
遊びたいときがあります。
そんなとき、勝手におもちゃを
取ってはいけません。
↑否定形にしないように。
強く響いてしまうので。
友だちは「貸して」と言うと、貸してくれます。
↑いつも貸してくれるわけではないので、
断定的に書かない。
おもちゃは順番に使わなければいけません。

★ルールばかりで「〜はいいこと」というような文章がない
★子どもの気持ちを表現する文章がない
★子どもからすると押しつけられた気持ちがする

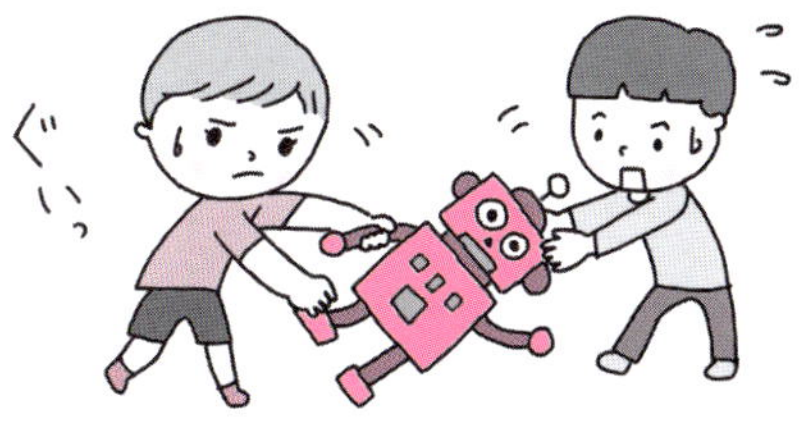

通級指導教室（通級）を活用する

どんな学校で学ぶのが一番いいか、じっくり考えたいもの。週1〜2回、通級指導教室に通わせるのも一つの方法です。

子どもに合った学校はどこだろう

子どもが一日の半分くらいの時間を過ごす学校。どんな学校で学ぶのが子どもにとって一番いいかについては、じっくり見極めていきたいものです。あるスキルを身につけさせようとがんばらせるのはいいことですが、まずは子どもが楽しくとり組める範囲であるように心がけてください。能力を身につけることに一生懸命になるあまり、子どもに心理的な負担がかかったのでは、なんにもなりません。心理的な負担は爪かみやチックのような形で現れることもあります。家庭で兄弟にあたり散らすことにもなりかねません。

一見平気そうであっても、あるときバタッと力が尽きて、学校へ行けなくなることもあります。その子がバランスよく成長できるように、課題の達成だけでなく、常に情緒面に気を配りたいものです。

いろいろな学級があることを知ろう

小学校には通常学級、特別支援学級、特別支援学校があります。

通常学級は普通の学校です。クラスの定員は40人以下なので、一学年に41人子どもがいれば20人と21人のクラスになりますし、79人なら40人と39人のクラスとなるなど、クラスの人数のばらつきは大きいのです。

通常学級の子どもは、通級指導教室（通級）に通うこともできます。学級での様子の観察や医師の診断書や知能検査などの資料をもとに、子どもが通級での学習が適しているかどうかの審査を行います。

通級で指導するのが適していると判断された場合には、週1〜2日、上限としては8時間程度を通級学級で学ぶことができます。通級はすべての学校に併設されているわけではなく、小学校数校に一つ程度設置されているところが多いものです。ふだん通っている学校から通級学級のある学校までの送り迎えは保護者が行いますが、スクールバスがある学校もあります。

「通級」を活用すると

＊通級とは＊

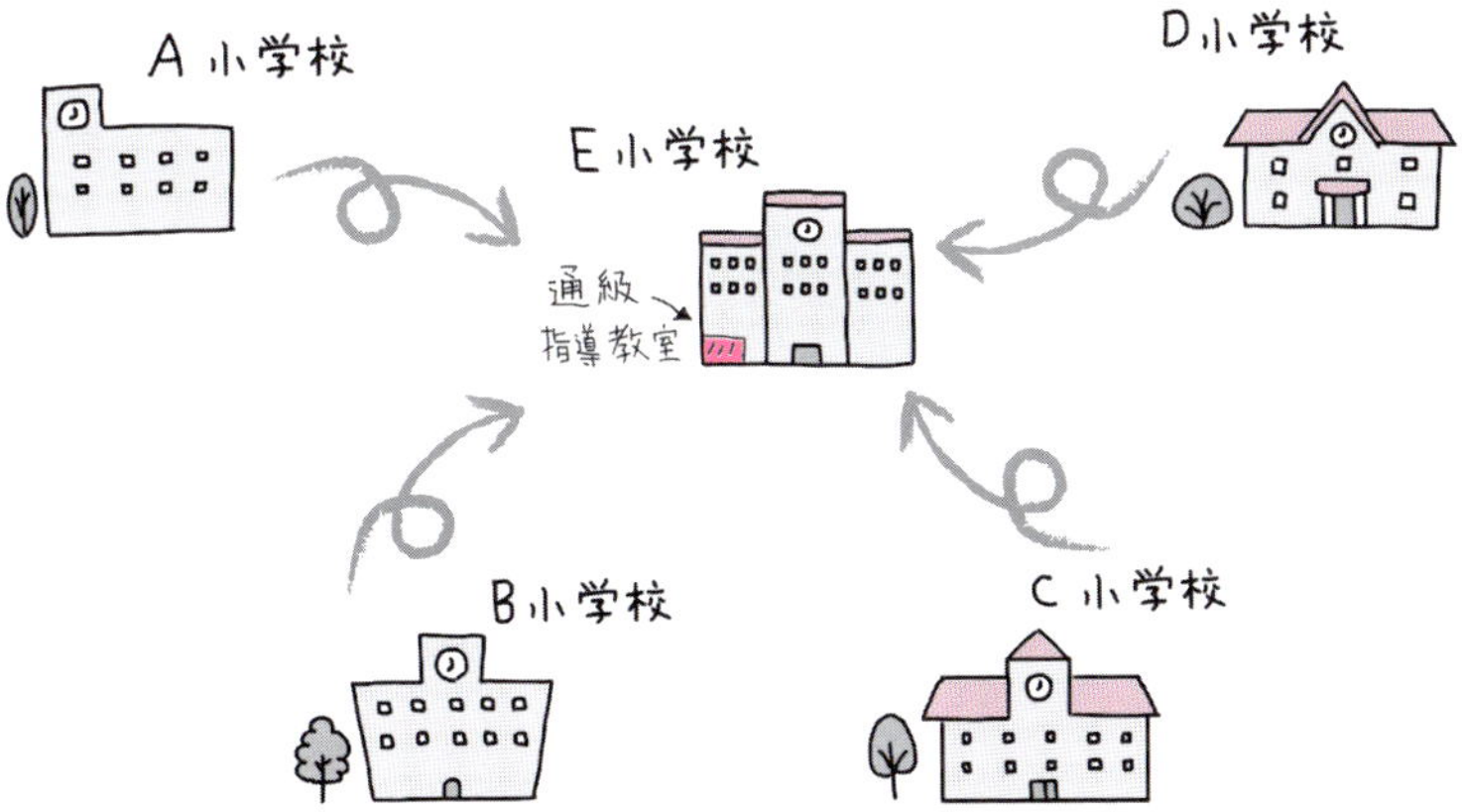

いろいろな小学校から集まってくる
週1～2回　2～8時間程度

＊通級の時間割＊

1限目	話し合いの時間
2限目	個別指導の時間　国語
3限目	個別指導の時間　ソーシャルスキルの学習
4限目	集団の指導 （ゲーム、ソーシャルスキルトレーニング　体を使った遊びなど）

特別支援学級(固定)を活用する

自治体が行っている就学相談を受けることは重要です。特別支援学級でのびのびと自分に合った学習環境で勉強し、QOLの高い人生を歩む力をつけるという選択は貴重なものです。

就学相談を受けることがとても大切

特別支援学級には、主に知的な遅れを持つ子どものための学級と、自閉症など情緒障害の子どものための学級があります。情緒障害の特別支援学級はまだ数が少ないです。特別支援学校には、知的障害のための学校と、肢体不自由児のための学校があります。

どの学校で学ぶのが適しているのかを判断するために、自治体が行う就学相談を受けることができます。年長児の6～7月頃から就学相談の受付が始まります。

保育園や幼稚園の先生からすすめられることもありますし、親が自分で申し込むこともできます。

就学相談の申し込みをすると、相談委員が幼稚園や保育園での様子を見に来て、担任から園での様子を聞きます。知能検査のほか、小集団でどのように振る舞えるか、行動観察を行います。それらの情報をもとに、子どもに合った就学先を検討していきます。多くの人がそれぞれの専門分野での知識を生かして、子どもの特徴を見てくれます。最終的に特別支援学校か、特別支援学級(固定)か、通常学級が適するのかなどの判断をします。地域によっては小学校に入学してからすぐ、通級（通級指導教室）を利用できるように準備してくれることもあります。

ここで出された結果が判定結果です。親がどうしても判定された学校へ行かせたくない場合もあり、本来、特別支援学級へ行くのがよいと判断された子が、通常学級へ入学する例があります。そのときに、どのような支援を受けられるかは自治体によって異なります。無理して通常学級で不安をかかえて生活し、学習面や社会性の遅れで自信を失って傷ついてしまうことは避けたいものです。

特別支援学級に進み、自分に合った学習環境でのびのびと勉強し、その子の能力に応じた働く社会人（障害者雇用）になり、QOLの高い人生を歩む力をつけるという選択は貴重だと考えます。

特別支援学級とは

特別支援学級（小・中学校）

- 知的障害特別支援学級（固定）
- 自閉症・情緒障害特別支援学級（固定）
- 情緒障害通級指導教室（通級）
- 言語障害通級指導教室（通級）
- 肢体不自由特別支援学級（固定）
- 病弱・身体虚弱特別支援学級（固定）
- 弱視特別支援学級（通級）
- 難聴特別支援学級（通級）

特別支援学校（幼稚部～高等部）

- 知的障害特別支援学校
- 視覚障害特別支援学校
- 聴覚障害特別支援学校
- 肢体不自由特別支援学校
- 病弱特別支援学校

就学相談

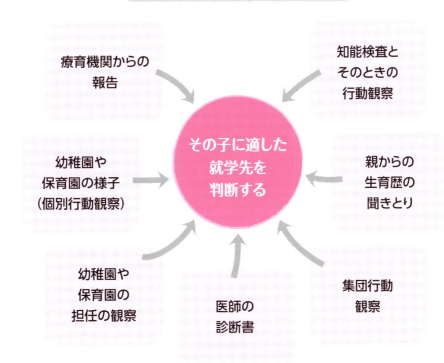

療育機関からの報告

知能検査とそのときの行動観察

幼稚園や保育園の様子（個別行動観察）

その子に適した就学先を判断する

親からの生育歴の聞きとり

幼稚園や保育園の担任の観察

医師の診断書

集団行動観察

何か変だな？と感じたときに相談できるところは？
支援してもらえる公的サービスは？

**どこがどうというわけではないけれど、何か違和感がある、
なんとなく変、と感じたら、
早めに保健所・保健センターや医療機関に相談に行きましょう。**

気になることがあったら 自治体の相談窓口へ

「何かおかしい」と思っても、どこに行ったらいいのかわからない、という人も多いことでしょう。

まず、子どもが通っている保育園や幼稚園、学校の先生などに相談して、アドバイスをもらうのがいいでしょう。

それでも心配なら、各自治体（市町村）の育児相談や、保健所・保健センターに相談してみるといいでしょう。「発達障害」の窓口が設けられているところも増えています。

また、各都道府県に設けられている発達障害者支援センターに相談してみるのもいいでしょう。

支援センターは、発達障害児（者）と家族のさまざまな相談にのり、アドバイスや支援を行っています。

匿名での相談にも応じてくれますので、安心して相談するといいでしょう。

医療機関を受診する場合は、小児神経科や児童精神科が適切です。

しかし、これらの診療科を標榜している病院は多くはありません。

日本小児神経学会では、小児神経専門医と発達障害診療医師の名簿をホームページで公開しています。

気になることは メモして伝える

医療機関を受診する際は、あまりかまえずに、率直に不安や悩みを伝えるといいでしょう。ふだんの子どもの様子や気にかかることは整理して、メモして持っていきます。

医師は子どもの様子を観察し、いつも接している両親の話を聞き、心理検査などを経て診断をつけていきます。一回の診察では診断がつかず、経過を見ることもあります。

幼稚園や保育園の先生からも園での様子を聞きとっておくと、診断に役立ちます。

園との連絡ノートや乳幼児健診の結果も、あれば持参しましょう。

「発達障害かも？」と思ったら早めに相談しよう

発達にかかわることを相談したい

●保健・医療機関

身近な保健所や保健センターは、発達相談に応じてくれる。乳幼児期だけではなく、学童期でもOK。医療機関では、小児神経科や児童精神科を標榜しているところがよい。近くにない場合は、かかりつけの小児科に相談してみよう

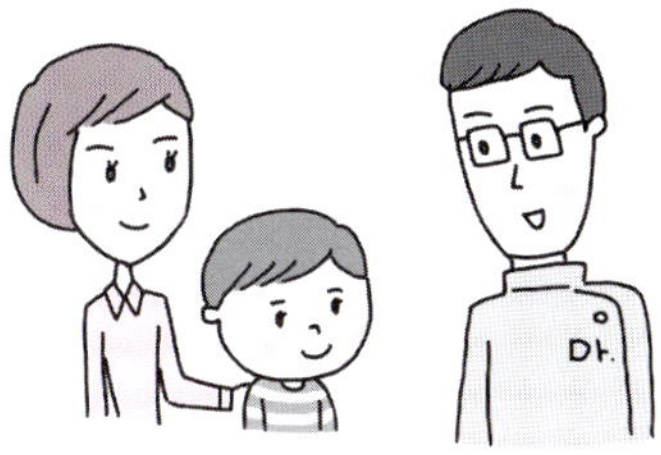

専門医を探したいとき

●日本小児神経学会

ホームページで小児神経科専門医と発達障害診療医師の名簿を公開している。専門医を探すときの手がかりになる

■日本小児神経学会

http://child-neuro-jp.org/

●精神保健福祉センター

各都道府県に設置されている。心の健康相談を行っており、虐待や育児不安、摂食障害、精神障害、引きこもりなどの相談に応じている

■全国の精神保健福祉センター一覧

http://www.mhlw.go.jp/kokoro/support/mhcenter.html

自閉症に関することを知りたい

●発達障害者支援センター

発達障害児（者）への支援を総合的に行う専門機関。保健、医療、福祉、教育、労働などの関係機関と連携し、発達障害児（者）と家族の相談にのり、さまざまなアドバイスや指導を行っている

■発達障害者支援センター一覧

http://www.autism.or.jp/relation05/siencenter.htm

病院や相談所に持っていくとよいもの

- 健康保険証
- 母子手帳
- 乳幼児健診などの検査結果
- 相談したいことを書いたメモ
- 幼稚園や学校の先生との連絡ノートや育児日記
- 小児科医からの紹介状
- 筆記用具

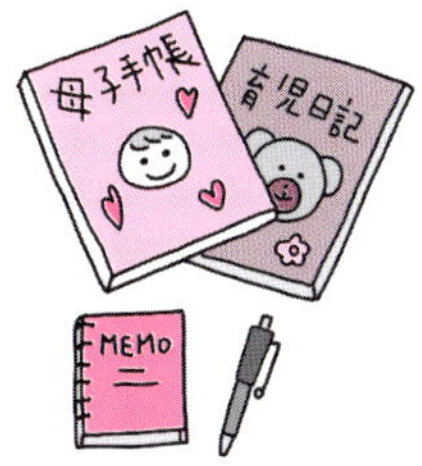

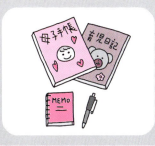

『真っ先に読むアスペルガー症候群の本』索引

●表紙デザイン
今井悦子（MET）
●カバーイラスト
中川視保子
●本文デザイン
高橋秀哉　高橋芳枝
●マンガ
三浦晃子
●本文イラスト
三浦晃子　竹口睦郁　山下カヨコ
●校正
内藤久美子（東京出版サービスセンター）
●編集担当
長岡春夫（主婦の友インフォス情報社）

【著者紹介】

司馬理英子（しば・りえこ）

岡山大学医学部、同大学院卒業。1983年渡米。アメリカで4人の子どもを育てるなか、ADHDについて研鑽を深める。1997年『のび太・ジャイアン症候群』（主婦の友社）を執筆、出版。同年帰国し、東京都武蔵野市に発達障害専門のクリニックである「司馬クリニック」を開院。中学生までの子どもと高校生と大人の女性の治療を行っている。2008年、ADHDをめぐる状況の変化や新しい知見を盛り込んだ決定版として『のび太・ジャイアン症候群』を改訂し『新版 ADHD のび太・ジャイアン症候群』、2009年『新版 のび太・ジャイアン症候群2 ADHD これで子どもが変わる』を刊行。ほかに著書として、『新版 のび太・ジャイアン症候群3 ADHDとアスペルガー症候群』、文庫版『のび太・ジャイアン症候群』、『よくわかる大人のADHD』『ADHD・アスペルガー症候群 子育て実践対策集』（以上、主婦の友社）、『シーン別アスペルガー会話メソッド』（主婦の友インフォス情報社）、『どうして、他人とうまくやれないの?――アスペルガー・タイプの人間関係・仕事・生活術』『「片づけられない!」「間に合わない!」がなくなる本』（以上、大和出版）など、翻訳書として『へんてこな贈り物』（インターメディカル）がある。

真《ま》っ先《さき》に読《よ》むアスペルガー症候群《しょうこうぐん》の本《ほん》

著　者　司馬理英子《しばりえこ》
発行者　荻野善之
発行所　株式会社主婦の友社
〒101-8911　東京都千代田区神田駿河台2-9
電話（編集）03-5280-7537
（販売）03-5280-7551
印刷所　大日本印刷株式会社

ISBN978-4-07-410749-0

■乱丁本、落丁本はおとりかえします。お買い求めの書店か、主婦の友社資材刊行課（電話03-5280-7590）にご連絡ください。
■記事の内容に関するお問い合わせは、主婦の友インフォス情報社（電話03-3295-9465、担当／長岡）までお願いいたします。
■主婦の友社発行の書籍・ムックのご注文、雑誌の定期購読のお申し込みは、お近くの書店か、主婦の友社コールセンター（電話0120-916-892）まで。ホームページからもご注文いただけます。
※お問い合わせ受付時間　月～金（祝日を除く）　9:30～17:30
■主婦の友社ホームページ　http://www.shufunotomo.co.jp/

そ-033101